JN275238

理学療法士列伝

EBMの確立に向けて

荒木 茂
マッスルインバランスの考え方による腰痛症の評価と治療

三輪書店

序

　2010年の秋ごろ，文京学院大学の福井勉先生から本の出版に関する企画にのらないかという話をもらった．福井先生はいつも形に捉われないユニークな発想をもった人で，今回も何かまた変わったことを考えているのに違いないと思った．その企画は，「日本の理学療法士の中でちょっと変わった人を集めて本を書かせたらどうだろう．今までの枠に捉われない面白い理学療法の本，若い理学療法士にやる気を起こさせる本……」．そんな漠然とした考えを語られた．それでなんで「私が……」と思ったが，日本の理学療法士の変人の一人に加えてもらい光栄だったので「では，考えてみましょう」ということになった．また，担当の三輪書店 濱田亮宏氏は筆者と同じく石川県出身で，熱心に理学療法士の現場教育について語られた．この人に頼まれたら断るわけにはいかなかった．

　第1回の編集会議を宮崎のフェニックス・シーガイア・リゾートで行った．メンバーは福井先生，山田英司先生（徳島文理大学），三輪書店から青山智氏と濱田氏，そして筆者の5人であった．とらえどころのない話で，やはり漠然としたイメージのみが先行した．「全国から講習会などで活躍している講師や先駆的臨床に取り組んでいる理学療法士を募って自分の経験や哲学を語ってもらい，若い理学療法士を奮い立たせるような本……」．今までにない難しい企画である．理学療法士になって34年，この筆者が若い理学療法士たちに何か残せるのであろうか．

　今は廃校となった旧国立療養所近畿中央病院附属リハビリテーション学院を1978年に卒業後，石川県という地方で理学療法士として働き，学問もそれほどなく，研究に取り組んでいるわけでもない．理学療法士が希少価値の時代に偶然理学療法士になったおかげで常に切り込み隊長として働かざるをえなかった田舎の公務員理学療法士である．なぜか光栄にも理学療法士列伝の執筆メンバーに選考された．せっかく与えられたチャンスでもあるので，今までの経験や講演などで話してきたこと，酒を飲んで熱く語ったことなどを，まとめてみようと思う．かつての整形外科機能訓練の時代から神経生理学的アプローチ，関節機能障害に対する徒手理学療法，そしてマッスルインバランスなどのアライメント異常や運動パターンコントロールに対する治療と時代の流れの中で筆者が学んできたこと，そして現在に至った「私の理学療法」について筆者なりに後輩のためにできるだけわかりやすく述べてみたい．

　筆者のような人間が理学療法士として30年以上も勤め続けられたことを語れば，若い理学療法士たちも安心するかもしれない．また，筆者自身が先輩からそして患者さんから教わったことを若い理学療法士に伝えることがこの本のシリーズの役割になるかもしれない．この本を読んだ理学療法士が筆者と同じ失敗をしないよう，また筆者を乗り越えてさらに理学療法を発展させてくれることを願っている．

　2012年7月吉日

　　　　　　　　　　　　　　　　　　　　　　　　　　　　　　　　　荒木　茂

理学療法士列伝—EBMの確立に向けて

◆目次

第1章 衣鉢相伝 —私の治療戦略

マッスルインバランスの考え方による腰痛症の評価と治療

- はじめに　2
- マッスルインバランスの考え方による理学療法　3
- 姿勢の異常と機能障害　5
- 腰痛症の評価　13
- 発症からの時期と治療方針　31
- 腰痛症の4つの臨床パターン　32
- 治療の進め方　36
- 運動療法の負荷と変動因子　45
- まとめ　48

第2章 臥薪嘗胆 —私の歩み

理学療法士バカ一代

- 堺市下宿人連盟（学生生活）　52
- 丁稚奉公（臨床実習）　53
- 実技試験のあった国家試験　56
- 猪鍋につられて就職　57
- 悩める新人理学療法士　58
- 5月病　59
- 第2のリハビリテーション学院　60
- 忘れられない患者さん　61
- 地方の救急病院で一人職場　62
- 近道は患者さんを変えること　64
- 新館オープン　65
- ボバース夫妻の治療をみたい！　67
- そして，ボバースコースを受講　68
- ノースウエスタン大学　70

徒手理学療法　73
はじめての学会発表　74
未熟児の理学療法　75
2つ選択肢がある時は困難な道を選べ　76
病院の当直　78
県庁マンへ転向!?　79
ボバース法脳性麻痺8週間講習会　81
まさかの知事死亡　82
日本一職員の少ないリハビリテーションセンター　83
アメリカの徒手理学療法のコースに参加　85
外国人講師を招き講習会を開催　89
デンマークでの研修　89
理学療法士の目からみたデンマークの福祉　93
石川県理学療法士会会長に就任　98
徒手理学療法から
モーターコントロール系のアプローチへ　99
今度は骨盤底筋に対するアプローチだ！　101
講習会講師として　103
行政の理学療法士　104
リハビリテーションマインド　106

第3章 磨揉遷革
—私の伝えたいこと

おやじ理学療法士の言いたい放題

このごろの若い者は……その①　110
このごろの若い者は……その②　112
MRSA評価からの脱却　113
職場の規律　115
インベーション　117
臨床実習がいじめになっていませんか？　118
人が立場をつくるのではなく，立場が人をつくる　119

あとがき

【装丁】関原直子

第1章

衣鉢相伝
私の治療戦略

【衣鉢相伝】：弟子が師の教え，道を伝えるたとえ．師匠の道を受け継ぐ

元来は，弟子が師の僧から仏教の奥義を受け継ぐ意．「衣鉢」は袈裟と鉢の意で，「えはつ」ともいい，仏法を伝えたあかしとして弟子に与えられる（父子相伝，一子相伝）．

マッスルインバランスの考え方による腰痛症の評価と治療

はじめに

　いわゆる腰痛症とは「運動時や安静時に腰部に痛みを感じる疾患の総称」で，原因がよくわからない非特異性腰痛ともいわれている．腰痛症は多くの人が経験し，古くから理学療法の対象となっている．理学療法として運動療法，徒手理学療法，物理療法，装具療法，腰痛教室などが行われてきたが，いまだにエビデンスが確立しているとはいえない[1,2]．急性腰痛症は一般的にほとんどが自然回復するため，回復経過に沿った指導管理が必要である．もともと急性腰痛症の多くは8週間以内に回復するものであり，そのことを理学療法士は念頭におかなければならない．徒手理学療法で有名なMcKenzie[3]は著書の冒頭に，腰痛症患者は統計上44％が1週間で，86％が1カ月以内に，そして92％が2カ月以内に治療しようがしまいが改善すると述べている．一方，多くの患者が再発を起こすことが知られており，再発を繰り返すと慢性化して自然回復が期待できなくなる．そのため慢性化の経過をたどらないように自然回復を促進することが重要であり，理学療法の目的は痛みに対する治療から痛みによる活動性低下の予防や再発予防へと変わってきている．また，これら筋骨格系疼痛症候群を対象とする場合，関節，筋，神経というように個別に原因を探りアプローチしても効果の持続性がないということがわかってきた．例えば，理学療法士が20分治療しても，患者の生活習慣や異常な姿勢アライメントや運動パターンが改善されなければ再発を繰り返す．つまり，関節・筋・神経に対応する徒手理学療法の手技は完成されたが，なぜその関節・筋・神経に機能障害が起こるかという原因を探り治療しなければならないと考えられるようになった[4]．そして近年，受動的な治療（passive care）から能動的な治療（active care）へと，理学療法におけるパラダイム変換が起こってきている[5]．腰痛症の治療には筋や靱帯，椎間板，椎間関節，仙腸関節など個々の組織の機能障害に対する治療だけでなく，全体的な機能を重要視した多面的アプローチが必要である．また，腰痛症に対する運動療法は画一的な体操療法ではなく，個々の患者の問題点に

応じた個別の理学療法を提供しなければならない．

マッスルインバランスの考え方による理学療法

　腰痛症に限らず筋骨格系の障害は，感染や外傷など原因の明らかなものを除けば，個人の姿勢や生活習慣，職業，スポーツなどといった毎日繰り返される物理的ストレスが特定の筋，筋膜，腱，関節などの組織に炎症や損傷を起こすことが原因となる．また，特定の筋の過剰使用は，筋の過緊張を引き起こし短縮傾向にさせる．一方，過緊張筋の拮抗筋は相反抑制の影響を受け弱化の傾向に陥る．このマッスルインバランス（muscle imbalance）により姿勢アライメントの異常や運動パターンに変化が生じ，これにより起こる異常な代償運動パターンが機能障害の原因となる（図1）．

　Jandaらは，筋の損傷や物理的ストレスに対する筋の反応により筋のタイプを，姿勢筋（postural type）と相動筋（phasic type）に分類している（表1～4）[6]．姿勢筋は短縮する傾向にあり，相動筋より筋力は強く，主に多関節筋である．例えば，脊柱起立筋，腰方形筋，腸腰筋，梨状筋，大腿筋膜張筋，大腿直筋，ハムストリングス，内転筋群，腓腹筋などがある．相動筋は筋力が姿勢筋に対して弱い傾向にあり，正常な状態より緩んだ状態になりやすく，主に単関節筋に多い．例えば，腹筋群，大殿筋，中殿筋，内側広筋，前脛骨筋，腓骨筋などがある．

　これらのマッスルインバランスは主動作筋と拮抗筋の間で起こり，徒手理学療法により過緊張筋を伸張しても拮抗筋である弱化筋を活性化しないと，その効果が長続きしない．また，スポーツ選手などでは種目の特性により特定の筋が強化されるとアライメント異常を起こす．例えば，水泳選手は大胸筋が発達しているため，拮抗筋の菱形筋と，僧帽筋中部が相対的に弱化し外転肩（round

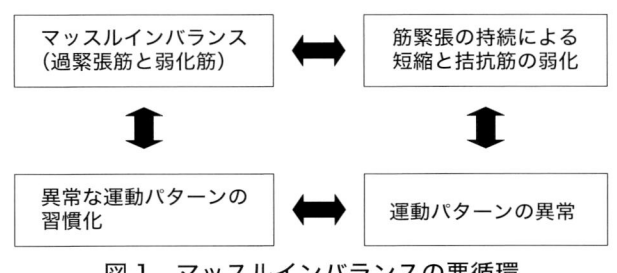

図1　マッスルインバランスの悪循環
所見をもとに患者の病態を推論する

表1　頸胸部の主動作筋・拮抗筋群の機能障害とその結果（文献7）より引用）

筋群	作用	機能障害の反応	機能障害の結果
僧帽筋上部線維 肩甲挙筋	肩甲帯の挙上 肩甲骨内転の補助 脊柱の後屈・側屈	短縮	肩甲骨の挙上・内転 頸椎前弯の増加 抗重力伸展の制限 頸椎の側屈と回旋の制限
大胸筋上部線維	肩関節屈曲 上腕骨水平内転	短縮	肩関節屈曲の制限 上腕骨水平外転の制限
小胸筋	肩甲骨の前方突出 呼吸補助筋	短縮	下角の外方回旋を伴う肩甲骨の外転 肩甲骨下縁の突出（winging） 胸椎後弯の増加
菱形筋 僧帽筋中部線維・下部線維	肩甲骨内転 肩甲下角の胸壁への固定	弱化	下角の外旋を伴う肩甲骨外転 肩甲骨下縁の突出（winging） 胸椎後弯の増加
頸部脊柱起立筋群	頸椎の伸展	短縮	頸椎前屈の制限 抗重力伸展の制限 頸椎を頭部前方姿勢に固定
頸部前方筋群	頸椎の屈曲	弱化	頸椎前屈力の低下 抗重力伸展の制限 頭部前方姿勢の修正困難

shoulder）となり，肩のインピンジメント（impingement）を起こしやすい姿勢アライメントになる．また，股関節の屈筋群に過緊張や短縮があると大殿筋の抑制が起こり，股関節伸展の運動を腰椎伸展で代償する異常運動パターンが習慣化する．バレーボールやテニスなどでは，サーブやスパイクを繰り返すことにより脊椎分離症を起こしやすい姿勢アライメントになる．したがって，この異常運動パターンを修正し代償運動を改善するためには運動療法が重要である．長期間習慣化された代償運動を修正するためには数カ月必要になるかもしれない．

マッスルインバランスの考え方による腰痛症に対する理学療法の目的は，過緊張筋を抑制し，拮抗筋である弱化筋を活性化させ，異常運動パターンを修正することで腰部にかかるストレスを軽減させるものである．運動パターンの修正は運動レベル（単関節運動）→動作レベル（スクワットなどの基本動作）→行為レベル（歩行など）→スポーツレベルと，それぞれ段階的に取り入れていかなければならない．評価で得られた所見をもとに，過緊張筋の抑制や関節機能障害の改善には徒手理学療法，弱化筋活性化や運動パターン改善のためには運動療法を組み合わせて治療プログラムを考える．また，再発予防に対しては自己管理法など教育的なアプローチが必要である．

表2 腰部骨盤帯の主動作筋・拮抗筋群の機能障害とその結果 （文献7)より引用）

筋　群	作　用	機能障害の反応	機能障害の結果
腸腰筋	股関節屈曲 股関節外旋の補助と内転 腰椎の前弯 腸骨の前方回旋	短縮	股関節伸展の制限 前方の関節包の短縮 腰椎前弯の増加 腸骨の後方回旋の減少
大腿筋膜張筋	股関節屈曲・内旋・外転 腸骨の前方回旋 膝関節屈曲の補助	短縮	股関節伸展・外旋・内転の制限 腸骨後方回旋の制限 腰椎前弯の増加の一助
大殿筋	股関節伸展 腸骨の後方回旋	弱化	股関節伸展の制限 腸骨の後方回旋の減少
股関節内転筋群	股関節内転 股関節屈曲の補助 腸骨の前方回旋	短縮	股関節外転の制限 腸骨の後方回旋の制限
中殿筋	股関節外転 前部線維—内旋・屈曲 後部線維—外旋・伸展	弱化	股関節外転の制限 股関節外側の安定性の低下
梨状筋	股関節外旋 股関節外転と伸展の補助 仙骨の屈曲または回旋	短縮	股関節内旋・屈曲・内転の制限 仙腸関節機能不全の一因
ハムストリングス	膝関節屈曲 股関節伸展 腸骨の後方回旋	短縮	膝関節伸展の制限，股関節屈曲の制限 SLRの制限，腸骨前方回旋の制限 腰椎前弯の減少
大腿四頭筋	膝関節伸展 大腿直筋による股関節の屈曲と腸骨の前方回旋	内側広筋は弱化 大腿直筋とその他の広筋は短縮	膝関節屈曲の制限 股関節伸展の制限 腸骨の前方回旋
脊柱起立筋	脊柱の伸展	短縮	腰椎前弯の増加 骨盤の前傾
腹筋群	脊柱の屈曲	弱化	骨盤前傾の傾向

表3 頸部・上胸部の主動作筋・拮抗筋関係 （文献7)より引用）

姿勢性（postural）	相動性（phasic）
僧帽筋上部 肩甲挙筋 大胸筋（上部線維） 小胸筋 頸部脊柱起立筋	広背筋 僧帽筋中部・下部 菱形筋 頸部前方筋群

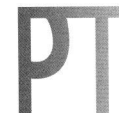

姿勢の異常と機能障害

　姿勢は遺伝的素因に加えて，環境，生活習慣，その人の仕事，スポーツなど後天的な要因によっても形成される．立位姿勢は重力に対して，筋・筋膜・靱

表4 腰部骨盤帯の主動作筋・拮抗筋群関係 （文献7）より引用）

姿勢性（postural）	相動性（phasic）
腸腰筋	大殿筋
大腿筋膜張筋	
ハムストリングス	大腿四頭筋
股関節内転筋群	中殿筋
下腿三頭筋	足背屈筋群
脊柱起立筋	腹筋群
梨状筋	

帯などの軟部組織の張力によって保たれており，マッスルインバランスはその人の姿勢によって表現される．

　Kendallら[8]は『筋：機能とテスト—姿勢と痛み』の書の中で脊柱の弯曲による分類とマッスルインバランスについて詳しく述べている．この姿勢アライメントは機能障害と密接に関連しており，姿勢のタイプにより物理的ストレスがどこに加わりやすいかが予測できる．Sahrmann[4]は運動機能障害症候群（movement impairment syndromes）として，Key[9]は姿勢運動機能障害症候群（posturomovement impairment syndromes）として，姿勢アライメントと機能障害について臨床的パターンを分類している．姿勢アライメントを評価することで非常に多くの情報を得ることができる．姿勢アライメントを評価するために考慮すべき点について以下に述べる．

1 標準的姿勢アライメント

　姿勢の観察は前額面と矢状面で行う．その際，図2に記載した基準点を観察する．矢状面では耳孔から足部までの垂線上における，各基準点の偏位を観察する．前額面では身体の正中に垂線を想定し，左右の基準点を結ぶ水平線の高さが等しいかを観察する．なお下部で非対称性があれば，その上も左右差が生じるので，評価は外果の高さから始め上部へと進める．

2 脊柱弯曲による姿勢の分類

1) 前弯型（lordosis；図3a）
① アライメント：骨盤前傾と腰椎前弯の増強，膝関節の過伸展，足関節の軽度底屈．
② 過緊張筋：胸腰部脊柱起立筋，股関節屈筋群，梨状筋．
③ 弱化筋：腹筋群，腰仙部脊柱起立筋，大殿筋，ハムストリングスは長くなるか，姿勢の代償として短縮する．

標準的アライメント

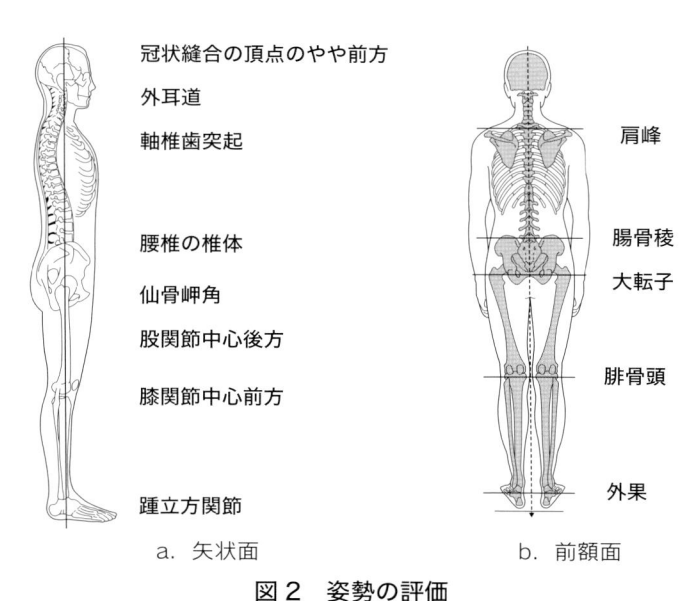

冠状縫合の頂点のやや前方
外耳道
軸椎歯突起

腰椎の椎体
仙骨岬角
股関節中心後方

膝関節中心前方

踵立方関節

肩峰

腸骨稜
大転子

腓骨頭

外果

a. 矢状面　　　　b. 前額面
図2　姿勢の評価

2）後弯・前弯型（kypholordosis；図3b）
　①アライメント：頭部前方姿勢，肩甲骨の外転，胸椎の後弯，腰椎前弯の増強，骨盤の前傾，股関節の屈曲，膝関節の過伸展．
　②過緊張筋：後頭下筋群，斜角筋，肩甲挙筋，股関節屈筋群，もし肩甲帯が外転していれば，前鋸筋，大胸筋，小胸筋，僧帽筋上部線維．
　③弱化筋：頸部深部屈筋群，胸腰椎部脊柱起立筋，外腹斜筋，もし肩甲帯が外転していれば，僧帽筋中部線維と下部線維．

3）扁平型（flat back；図3c）
　①アライメント：頭部前方姿勢，胸椎上部の後弯，胸椎下部は平坦，骨盤の後傾と腰椎前弯の減少，股関節・膝関節の過伸展傾向，足関節の軽度底屈位．
　②過緊張筋：ハムストリングス，腹筋群．
　③弱化筋：脊柱起立筋，腸骨筋．

4）スウェイバック（sway back；図3d）
　①アライメント：胸椎の後弯，腰椎の平坦，股関節は重心線の前方，骨盤はニュートラルか，もしくは後傾，股関節・膝関節の過伸展．
　②過緊張筋：ハムストリングス，内腹斜筋，大腿筋膜張筋と腸脛靱帯の短縮．

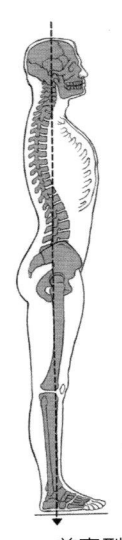

a. 前弯型
(lordosis)

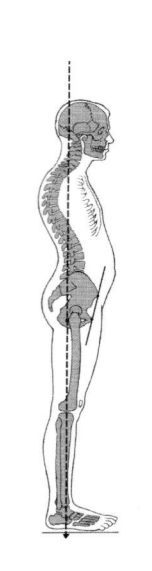

b. 後弯・前弯型
(kypholordosis)

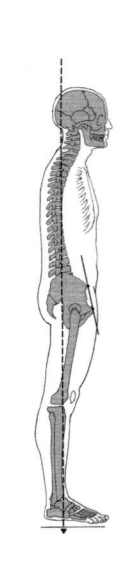

c. 扁平型
(flat back)

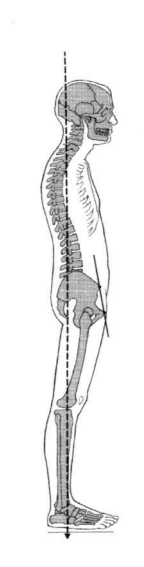

d. スウェイバック
(sway back)

図3 脊柱弯曲による姿勢の分類

　③弱化筋：頸部深部屈筋群，外腹斜筋，脊柱起立筋，大殿筋，大腿四頭筋の広筋群．

3 軟部組織移行部に対するストレスと機能障害

　軟部組織移行部は解剖学的に構造が移り変わっていく部分で，重心線はここを通る．ストレスの変化を受けやすいところであり，機能障害を起こしやすい部分でもある．評価・治療を進めるうえでも重要な部分である（**図4**）．

1）後頭下関節部

　この部分は硬い頭蓋からよく動く頸椎への移行部であり，椎間関節の方向も中部頸椎とは異なっている．また，後頭下関節，環軸関節があるためストレスを受けやすい．習慣的に頭部の重心は前方に位置することが多く，後頭下筋群に対するストレスが増加する．この筋群の過緊張は，大後頭下神経および小後頭下神経の血行障害を招き，頭痛の原因になる．

2）頸椎・胸椎移行部

　この部分は，第1胸椎の上関節突起はより頸椎方向に，下関節突起はより胸椎方向に向いている．頸椎は胸椎に比べて動きが多いため，この部分に重心線の移動が起こる．したがって，僧帽筋上部線維，肩甲挙筋，斜角筋などは過緊

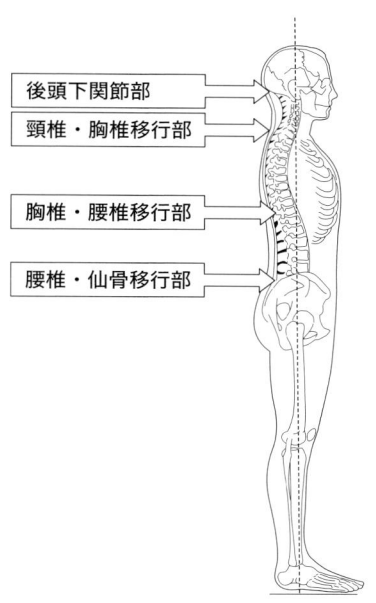

**図4 軟部組織移行部に対する
ストレスと機能障害**

張を起こしやすく，第1肋骨を挙上させる．これは胸郭出口症候群，斜角筋症候群，肩関節機能障害の原因になる．

3）胸椎・腰椎移行部

　この部分は，椎間関節の方向が前額面より矢状面へと変わっていく．棘突起も胸椎から腰椎へと角度が変わっていく．脊柱のカーブは後弯から前弯に移り変わる．また，動きの少ない胸椎と動きのある腰椎の移行部はストレスがかかりやすく，圧迫骨折の好発部位でもある．

4）腰椎・仙骨移行部

　この部分は動きのある脊柱から硬い骨盤への移行部である．椎間関節の方向は，再び矢状面から前額面へと移り変わっていく．第5腰椎～第1仙椎間の椎間板はもっとも楔状で，前方へと引かれる力を受ける．また，第5腰椎～第1仙椎間の神経孔はもっとも小さく，椎間関節の症状が出やすい．このため椎間板ヘルニア，すべり症の好発部位でもある．

4 頭部前方姿勢と機能障害[10]（図5）

1）頭部前方姿勢の問題点

　①後頭下筋群に短縮や過緊張を生じさせ，大後頭神経・小後頭神経の絞扼を

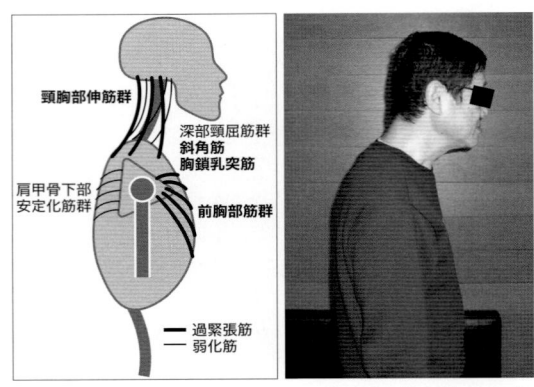

a. 頭部前方姿勢のアライメント　b. 頭部前方姿勢の患者

図5　頭部前方姿勢（文献9）より改変引用）
頭部前方姿勢は耳孔から下した垂線が肩峰の前方にある

引き起こし，それにより頭痛の原因になる可能性がある．また，深部頸屈筋群は相反抑制により弱化する傾向にある．
②後頭下関節は伸展位で固定されるため屈曲が困難になる．それにより下部頸椎は屈曲する．
③中部頸椎は可動域過剰を起こしやすい．
④下部頸椎は椎間関節を圧迫するため可動域制限を起こしやすい．
⑤顎関節は開く傾向にあるため口呼吸のパターンになる．そのため咬筋・側頭筋の緊張を生み出し，歯ぎしりや顎関節症の原因になる．また嚥下を妨げることもある．
⑥胸椎は後弯，肩甲骨は外転，前胸部は短縮傾向になるため，横隔膜呼吸を阻害し，呼吸補助筋が促通される．
⑦第1肋骨は挙上するため，胸郭出口症候群の原因になる．
⑧肩甲骨は，大胸筋・小胸筋が過緊張となるため外転傾向になる．

2）過緊張筋

後頭下筋群，側頭筋，咬筋，斜角筋，胸鎖乳突筋，肩甲挙筋，僧帽筋上部，大胸筋，小胸筋．

3）弱化筋

頸部深部屈筋群，僧帽筋中部，僧帽筋下部，横隔膜．

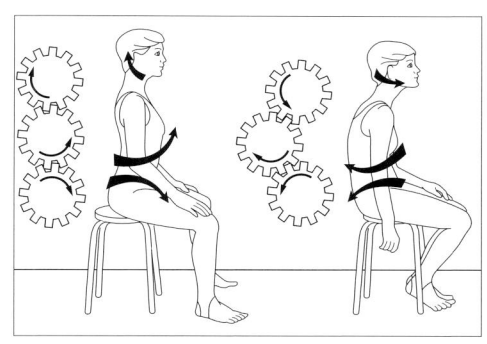

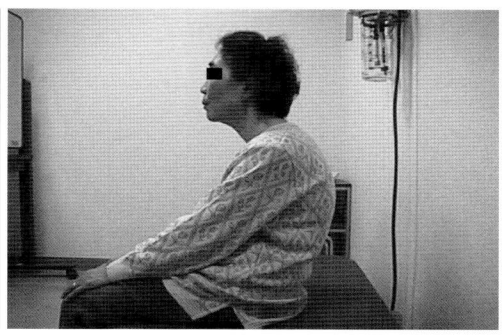

a. Brüggerの歯車　　　　　b. 頭部前方姿勢と胸椎後弯の患者

図6　胸椎中部機能不全と機能障害（文献13）より改変引用）

5 胸椎中部機能不全と機能障害[11,12]（図6）

1）胸椎中部機能不全の問題点

①胸椎中部機能不全は第4～8胸椎の機能障害であり，デスクワークなど長時間の座位保持により胸椎の後弯が起こる．いったんアライメントが崩れると歯車が回るように徐々に重力により進行する（図6a）．

②胸椎の後弯は頭部の位置を前方に移動させるため，頭部前方姿勢を引き起こす．

③胸椎の後弯は肩関節の屈曲・外転・外旋を制限するため，肩関節のインピンジメントの原因になる．

④腰椎の前弯は減少し，そのため腰椎に屈曲ストレスが生じることで椎間板障害などが起こり腰痛の原因となる．

⑤胸郭が腹部を圧迫するため横隔膜呼吸を抑制する．

2）過緊張筋

後頭下筋群，側頭筋，咬筋，斜角筋，胸鎖乳突筋，肩甲挙筋，僧帽筋上部，大胸筋，小胸筋．

3）弱化筋

僧帽筋中部，僧帽筋下部，菱形筋，腰仙部脊柱起立筋，横隔膜，腸腰筋．

6 骨盤交差症候群と機能障害[6,9,14]（図7）

1）骨盤交差症候群の問題点

①腸腰筋と脊柱起立筋の過緊張により，腰椎の前弯を増強し骨盤の過剰な前

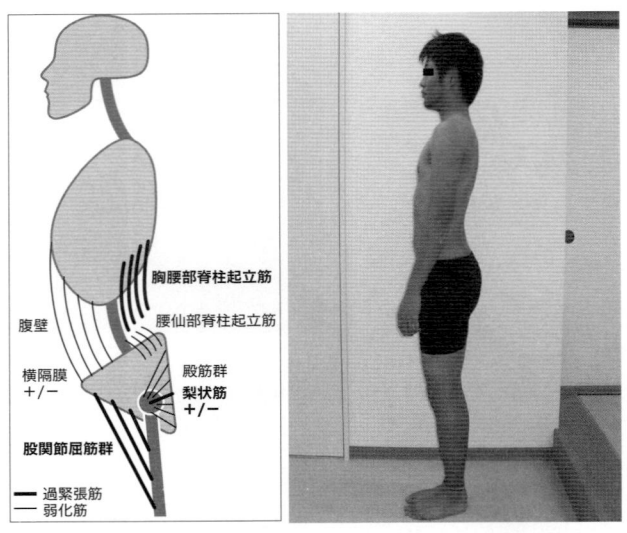

a. 骨盤交差症候群のアライメント
b. 骨盤交差症候群の患者

図7　骨盤交差症候群と機能障害（文献9）より引用）

傾を引き起こす．
②相反抑制の結果により，腹筋群および大殿筋は弱化する．
③腰椎に伸展ストレスがかかるため，椎間関節症，脊椎分離症，すべり症の原因となる．

2）過緊張筋

胸腰部脊柱起立筋，腸腰筋，梨状筋，ハムストリングス．

3）弱化筋

腹筋群，腰仙部脊柱起立筋，殿筋群．

7 逆骨盤交差症候群と機能障害[9]（図8）

1）逆骨盤交差症候群の問題点

①腸腰筋および腰仙部脊柱起立筋の弱化により，腰椎の前弯減少と骨盤の後傾を引き起こす．
②骨盤が後傾することにより腹筋群下部は緩み，腹筋群上部は過緊張となる．また，腰仙部脊柱起立筋は引き伸ばされ弱化し，胸腰部脊柱起立筋は過緊張となる．
③腰椎に屈曲ストレスがかかるため，椎間板障害の原因となる．

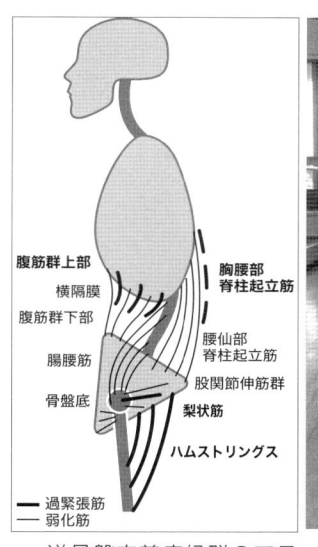

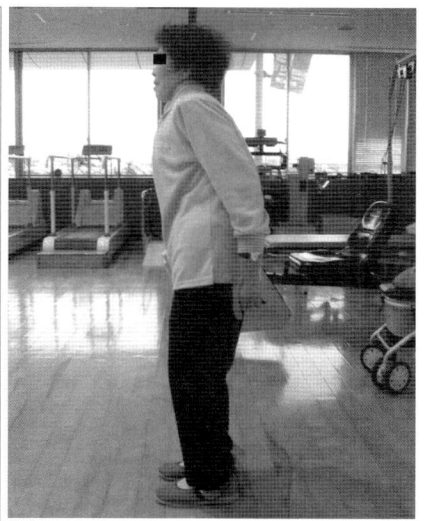

a. 逆骨盤交差症候群のアライメント
b. 逆骨盤交差症候群の患者

図8 逆骨盤交差症候群と機能障害（文献9）より改変引用）

2）過緊張筋
　胸腰部脊柱起立筋，腹筋群上部，梨状筋，大腿筋膜張筋，ハムストリングス．

3）弱化筋
　腹筋群下部，腸腰筋，腰仙部脊柱起立筋，大殿筋．

PT 腰痛症の評価

　マッスルインバランスの考え方による評価方法は，過緊張筋と弱化筋の組み合わせと，それによる運動パターン異常を評価するものであり，個々の患者の問題点が捉えやすい．そして，評価の所見より腰痛症の原因となるマッスルインバランスの悪循環がどのように起こっているかを推測する．その際，筆者はSahrmannの運動機能障害症候群やJandaアプローチの評価方法を取り入れて作成した評価表（**表5〜9**）を使用している[4,6〜9]．この評価表はチェック方式で，誰でも簡単に評価できるよう改良した．また，この評価表はスクリーニング的な役割をもつものであり，これだけで評価が完成するわけではないが問題点を把握するためには有用である．腰痛症患者であっても腰部の局所的な評価だけでなく全体的な姿勢観察や運動パターンの評価が重要である．以下に，そ

の評価の手順を示す．

1 問　診

問診は現病歴，既往歴，社会的背景，職業やスポーツ活動などについて情報を得る．また，痛みの場所や程度などについては評価表「ボディーチャート（**表5**）」に記載する．

評価の第1歩はレッドフラッグ（**表6**）の確認である[15]．腰痛症の中には重篤な疾患が隠れていることがあり，レッドフラッグに該当する所見がある場合は医師と連絡をとり，注意深く評価・治療を進めなければならない．レッドフラッグに該当しなければ，まずは患者を安心させることである．

12週間を超えて痛みが続く慢性腰痛症患者には，心理社会的な要因が関与している可能性があり，理学療法だけでなく心理行動療法的なアプローチなど包括的治療が必要である[16]．慢性化のリスク要因はイエローフラッグと呼ばれる．そのスクリーニングテストを**表7**に示すので参考にされたい[5,15]．

2 姿勢観察

頭部前方姿勢，胸椎中部機能不全（胸椎後弯），腰椎前弯過剰，腰椎前弯減少，またはスウェイバックなどの異常姿勢ではマッスルインバランスが認められることが多い．姿勢は筋の緊張に影響を受けやすく，姿勢を観察することにより過緊張筋，弱化筋を予測することができる．姿勢の評価は立位で行い，**表8**の「姿勢評価表」の項目をチェックする．以下に評価の基準となる指標を示す．

1）頭部と頸椎
- 標　準：頭部はニュートラルポジション，頸椎は軽度前弯．
- 伸　展：頭部前方姿勢，頸椎前弯（内在筋が長い，伸筋群は短縮）．
- 前　方：頭部前方姿勢，頸椎はまっすぐ（退行性椎間板障害）．
- 平　坦：頸椎の前弯減少（頭部伸筋群が長い）．

2）肩関節
- 標　準：両肩のラインは第1胸椎を通る水平線のやや下方．
- 挙　上：ゴシックショルダー（僧帽筋上部線維，肩甲挙筋，斜角筋の短縮）．
- 下　制：鎖骨が水平，肩鎖関節が胸鎖関節より低い（僧帽筋上部線維が長い）．
- 前方偏位：肩峰が前方位，肩甲骨の外転・前傾など（大胸筋，小胸筋の短縮）．

表5 ボディーチャート

平成　　年　　月　　日

氏　名　　　　　（男・女）　　　歳　ID.　　　　評価者
職　業
現病歴

既往歴

現在困っていること

現在の症状について記載

表6 レッドフラッグ（悪性の病変による可能性がある所見）

具体的な項目
- 発症年齢が20歳未満もしくは55歳以上
- 最近の激しい外傷歴（高所からの転落，交通事故など）
- 進行性の絶え間ない痛み（夜間痛，楽な姿勢がない，動作と無関係）
- 胸部痛
- 悪性腫瘍の病歴
- 長期間にわたる副腎皮質ホルモン（ステロイド剤）の使用歴
- 非合法薬物の静脈注射，免疫抑制剤の使用，HIV（human immunodeficiency virus）ポジティブ
- 全般的な体調不良
- 原因不明の体重減少
- 腰部の強い屈曲制限の持続
- 脊椎の叩打痛
- 身体の変形
- 発熱
- 膀胱直腸障害とサドル麻痺

ヨーロッパガイドライン2004

表7　イエローフラッグ（文献5）より引用

| 氏名： | 主訴： |

1．過去1週間の痛みのレベルを示してください
痛みなし　　　　　　　　　　　　　　　　　　　　　　　　　　　　　　　　最悪の痛み
　1　　　2　　　3　　　4　　　5　　　6　　　7　　　8　　　9　　　10

2．痛み，しびれ，チクチクする感じ，もしくは脱力が腰から脚，または頸から腕に広がりますか
まったくない　　　　　　　　　　　　　　　　　　　　　　　　　　　　　　いつもある
　1　　　2　　　3　　　4　　　5　　　6　　　7　　　8　　　9　　　10

3．全身健康状態に点をつけると何点ですか
悪い　　　　　　　　　　　　　　　　　　　　　　　　　　　　　　　　　　非常に良い
　1　　　2　　　3　　　4　　　5　　　6　　　7　　　8　　　9　　　10

4．これからもずっと現在の状態で過ごさなければならないとしたらどう思いますか
うれしい　　　　　　　　　　　　　　　　　　　　　　　　　　　　　　　　悲惨
　1　　　2　　　3　　　4　　　5　　　6　　　7　　　8　　　9　　　10

5．過去1週間，どれくらい不安を感じていましたか（例えば，緊張，神経質，怒りっぽい，怖い，集中やリラックスが難しい）
まったくない　　　　　　　　　　　　　　　　　　　　　　　　　　　　　　非常に不安
　1　　　2　　　3　　　4　　　5　　　6　　　7　　　8　　　9　　　10

6．過去1週間，自分で痛みや不安の種をどれくらい軽減または治すことができましたか
コントロールできる　　　　　　　　　　　　　　　　　　まったくコントロールできない
　1　　　2　　　3　　　4　　　5　　　6　　　7　　　8　　　9　　　10

7．過去1週間，どれくらい憂うつな気分でいたか示してください（例えば，落ち込んだ，悲しい，落胆した，意気消沈した，悲観的な，絶望した）
まったく憂うつでない　　　　　　　　　　　　　　　　　　　　　　　　　　非常に憂うつ
　1　　　2　　　3　　　4　　　5　　　6　　　7　　　8　　　9　　　10

8．10点満点でいうと，6カ月後あなたは通常な活動または仕事をしているとどれくらい確信していますか
非常に確信している　　　　　　　　　　　　　　　　　　　　　まったく確信していない
　1　　　2　　　3　　　4　　　5　　　6　　　7　　　8　　　9　　　10

9．軽い仕事を1時間できますか
まったくそう思う　　　　　　　　　　　　　　　　　　　　　　　まったくそう思わない
　1　　　2　　　3　　　4　　　5　　　6　　　7　　　8　　　9　　　10

10．夜よく眠れますか
よく眠れる　　　　　　　　　　　　　　　　　　　　　　　　　　　　まったく眠れない
　1　　　2　　　3　　　4　　　5　　　6　　　7　　　8　　　9　　　10

11．痛みが増す時は行っていることを痛みが軽減するまで中断すべきだと思いますか
まったくそう思わない　　　　　　　　　　　　　　　　　　　　　　　　　　まったくそう思う
　1　　　2　　　3　　　4　　　5　　　6　　　7　　　8　　　9　　　10

12．身体を動かす活動は痛みを悪化させると思いますか
まったくそう思わない　　　　　　　　　　　　　　　　　　　　　　　　　　まったくそう思う
　1　　　2　　　3　　　4　　　5　　　6　　　7　　　8　　　9　　　10

13．現在の痛みでは仕事を含めて通常の活動をすべきではないと思いますか
まったくそう思わない　　　　　　　　　　　　　　　　　　　　　　　　　　まったくそう思う
　1　　　2　　　3　　　4　　　5　　　6　　　7　　　8　　　9　　　10

| 署名： | 日付： |

評点とリスク
55点未満：慢性障害のリスクは低い
55〜65点：慢性障害のリスクが中程度
65点以上：慢性障害のリスクが高い

表8 姿勢評価表（立位アライメント）

平成　　年　　月　　日

氏名　　　　　　　（男・女）　　　歳　　ID.　　　　　評価者

部　位	項　目	備考
頭部・頸椎	標準：頭部はニュートラルポジション，頸椎は軽度前弯 伸展，前方，平坦	
肩関節	標準：両肩のラインは第1胸椎を通る水平線のやや下 挙上，下制，前方偏位	
肩甲骨	標準：肩甲骨内縁が脊柱と平行，正中から7.5 cm， 　　　第2〜7胸椎の間，30°外転，10°前傾 下方回旋，下制，挙上，内転，外転，前傾，翼状肩甲（内側縁・下角），上方回旋	
上腕骨	標準：肩峰に対して上腕骨頭は前方偏位1/3以下，中間位は手掌を体側につけ肘前面の皺が前方，上腕骨遠位端と近位端は垂線上 前方偏位，挙上，外転，内旋，外旋，屈曲，伸展	
胸椎	標準：わずかに後弯 後弯過剰，側弯，平坦，スウェイバック	
胸骨下角	標準：75〜90° 狭小，拡大	
腰椎	標準：前弯−20〜−30° 前弯過剰，平坦	
傍脊柱筋の対称性	標準：腰椎棘突起外側5 cmの範囲で左右膨隆部分の差が1.25 cm以内 非対称（右・左）が膨隆	
骨盤	標準：上前腸骨棘と上後腸骨棘を結んだ線が水平線に対して15°以内 前傾，後傾，側方傾斜，回旋	
股関節	標準：±10°，腸骨稜頂点と大転子を結ぶ線が大腿骨長軸 屈曲，伸展　＊クレイグテスト（右　　左　　）＞15°	
膝関節	標準：ニュートラルポジション 過伸展，屈曲，内反，外反	
足関節・足指	標準：長軸アーチニュートラルポジション 回内，硬直，外反母趾，槌指	

所　見：

3）肩甲骨

- 標　準：肩甲骨内縁は脊柱と平行，胸郭正中からは約7.5 cm，肩甲骨は第2〜7胸椎の間にあり，胸郭に張り付いている．前額面に対して約30°外転，矢状面に対して10°前傾．
- 下方回旋：肩甲骨下角が肩甲棘基部より内側（肩甲挙筋・菱形筋の短縮，僧帽筋上部線維・前鋸筋の緩み，三角筋・棘上筋の短縮）．
- 下　制：肩甲骨上縁が第2胸椎より低い（僧帽筋上部線維の緩み，広背筋・

表9　運動パターン評価表

【上半身】　　　　　　　　　　　　　　　　　　　平成　　年　　月　　日

氏名　　　　　（男・女）　　歳　ID.　　　　評価者

テスト項目	所見
肩関節外転テスト 座位	座位で肘関節屈曲，肩関節90°まで外転 正常，肩甲骨上方回旋過剰，肩甲骨挙上，体幹側屈，翼状肩甲
頸部屈曲テスト 背臥位	背臥位で頸部屈曲 正常，下顎の突出，震え，可動域減少
腕立て伏せテスト 腹臥位	下肢伸展位または四つ這い位で腕立て伏せ 正常（外転位で安定），翼状肩甲，肩甲骨後退，肩甲骨挙上，腰椎前弯
呼吸法 座位または立位	腹部＞胸部，腹部＜胸部，鎖骨の過剰挙上

所　見：

【下半身】

テスト項目	所見
片脚立ちテスト	開眼・閉眼で30秒まで 右：トレンデレンブルグ（－＋），逆トレンデレンブルグ（－＋） 正常，体幹動揺，膝関節（内反・外反），足関節動揺（　）秒可 左：トレンデレンブルグ（－＋），逆トレンデレンブルグ（－＋） 正常，体幹動揺，膝関節（内反・外反），足関節動揺（　）秒可
スクワットテスト	上肢を前方に水平挙上，両足は肩幅，大腿が水平になるまで屈曲 腰椎：後弯・ニュートラル・前弯過剰（骨盤：後傾・前傾過剰） 膝関節：内反，ニュートラル，外反 足：背屈過剰，つま先立ち 持久力：50回
股関節伸展テスト 腹臥位	10°〜20°，ハムストリングス→大殿筋→反対側起立筋→同側起立筋 正常，脊柱前弯過剰，膝関節屈曲，可動域減少
股関節外転テスト 側臥位	45°，股関節は屈曲・伸展0°，中殿筋→大腿筋膜張筋→腰方形筋 正常，脊柱側弯，股関節屈曲，股関節外旋，可動域減少（＜40°）
体幹屈曲テスト 背臥位	膝関節屈曲位で肩甲骨が床から離れるまで屈曲 正常，足底が床から離れる，脊柱が後弯不十分，下顎の突出
体幹屈曲持久力テスト 背臥位	膝関節130°屈曲位で背臥位，患者の足部を固定して50回 両手が膝蓋骨につくまで屈曲位　　　　（　　）回
静的背筋持久力テスト 腹臥位	治療台から上体を出した臥位で脊柱の伸展を維持し，その時間を計測．痛み，震えなどで中止．最大4分まで計測．（　　）分

所　見：

　　　　　　　　　　　大胸筋が優位）．
・挙　上：肩峰を含み肩甲骨全体が挙上，鎖骨の外側が内側に比べて著しく
　　　　　高い（僧帽筋上部線維の短縮，肩甲挙筋・菱形筋の短縮）．
・内　転：胸郭の中心から肩甲骨内側縁が7.5 cm以下（僧帽筋・菱形筋の短
　　　　　縮，前鋸筋の緩み）．
・外　転：胸郭の中心から肩甲骨内側縁が7.5 cm以上，肩甲骨が前額面に対

　　　　　して30°以上外転（前鋸筋・大胸筋の短縮，菱形筋・僧帽筋が長
　　　　　い，肩甲上腕筋群の短縮）．
　・前　　傾：下角が胸郭から離れ突出している（小胸筋・上腕二頭筋・三角筋
　　　　　前部線維・烏口腕筋の短縮）．
　・翼状肩甲：肩甲骨内側縁が胸郭から突き出ている（前鋸筋の筋力低下，肩
　　　　　甲下筋の短縮，胸椎の平坦・円背・側弯）．
　・上方回旋：肩甲棘基部が下角より内側にある（僧帽筋上部線維の短縮）．

４）上腕骨
　・標　　準：肩甲骨が正しい位置にあるとして，肩峰の幅に対して上腕骨頭の
　　　　　前方偏位が1/3以下，上腕骨回旋中間位は手掌を体側につけ肘関
　　　　　節前面の皺が前方，肘頭が後方．上腕骨遠位端と近位端は垂線上．
　・前方偏位：上腕骨頭の前方偏位が1/3以上（関節包の前方が緩い，肩甲下
　　　　　筋が長い）．
　・挙　　上：上腕骨頭が肩峰に対して上方（三角筋の短縮，ローテーターカフ
　　　　　（rotator cuff）の機能障害）．
　・外　　転：上腕骨遠位端が身体から離れ，肩甲骨が下方回旋・下制（三角筋・
　　　　　棘上筋の短縮）．
　・内　　旋：肘窩は内側，肘頭は外側，手掌は後方（肩関節外旋筋群の機能障
　　　　　害，内旋筋群の短縮）．
　・外　　旋：まれである．肩甲骨の外転（肩関節外旋筋群の短縮）．
　・屈　　曲：上腕骨遠位端に対して近位端が前方（三角筋前部線維の短縮）．
　・伸　　展：上腕骨遠位端に対して近位端が後方（三角筋後部線維の短縮）．

５）胸　椎
　・標　　準：わずかに後弯．
　・後弯過剰：円背（腹直筋の短縮，脊柱起立筋が長い）．
　・側　　弯：肩甲骨のアライメントが左右で著しく違う場合は側弯が疑われ
　　　　　る．
　・平　　坦：翼状肩甲を起こすことがある（胸部傍脊柱筋の短縮）．
　・スウェイバック：両肩が大転子より5 cm以上後方（外腹斜筋が長い，内
　　　　　腹斜筋・腹直筋の短縮）．

６）胸骨下角
　・標　　準：90°．

- 狭　小：75°以下（外腹斜筋の短縮）．
- 拡　大：100°以上（内腹斜筋・外腹斜筋が長い）．

7）腰　椎
- 標　準：前弯−20°〜−30°．
- 前弯過剰：−30°以上（外腹斜筋が長い，腸腰筋・腰部傍脊柱筋の短縮）．
- 平　坦：前弯消失（男性では正常の場合もある，傍脊柱筋・腸腰筋が長い）．

8）傍脊柱筋の対称性
- 正　常：腰椎棘突起外側5cmの範囲で左右の膨隆部分の差が1.25cm以下．
- 非対称：左右の膨隆部分の差が1.25cm以上（傍脊柱筋の肥大，突出側の腰椎が回旋）．

9）骨　盤
- 標　準：上前腸骨棘（ASIS：anterior superior ilica spine）と上後腸骨棘（PSIS：posterior superior ilica spine）を結んだ線が水平線に対して15°以内．
- 前　傾：ASISとPSISを結んだ線が標準より5°以上前傾（外腹斜筋が長い，股関節屈筋群の短縮）．
- 後　傾：ASISとPSISを結んだ線が標準より5°以上後傾（外腹斜筋の短縮，腸腰筋が長い）．
- 側方傾斜：一側の腸骨稜が1.25cm以上高い（高位側の股関節内転筋群が長い，低位側の股関節内転筋群が短縮）．
- 回　旋：一側のASISが対側より前方（前方側の股関節内旋，対側の股関節外旋，前方側の大腿筋膜張筋の短縮）．

10）股関節
- 標　準：0°ポジション，腸骨稜頂点と大転子を結ぶ線が大腿骨長軸と一致．
- 屈　曲：股関節が屈曲10°以上（股関節屈筋群の短縮）．
- 伸　展：股関節が伸展10°以上（腸腰筋が長い，ハムストリングスの短縮）．

11）膝関節
- 標　準：ニュートラルポジション．
- 過伸展：膝関節の後方弯曲，ときに脛骨が大腿骨より後方（大腿四頭筋が

　　　　　　　　　　弱い，腓腹筋の短縮）．
　・屈　　曲：膝関節の前方弯曲（ハムストリングスの短縮，大腿四頭筋が弱い）．
　・内　　反：膝関節の外方弯曲，O 脚（股関節内旋を伴った膝関節伸展により
　　　　　　　二次的に起こる内反，股関節外旋筋群が長くて弱い）．
　・外　　反：膝関節の内方弯曲，X 脚（股関節内旋により二次的に起こる外
　　　　　　　反）．

12）足関節
　・標　　準：長軸アーチはニュートラルポジション．
　・回　　内：長軸アーチが扁平（後脛骨筋が長い）．
　・硬　　直：長軸アーチが高位，股関節および膝関節を屈曲しても扁平になら
　　　　　　　ない（足関節背屈の可動域制限）．

3 運動パターンテスト（Janda のテスト）[5,6]

　過緊張筋は拮抗筋を抑制し異常運動パターンの原因となる．そして，異常運動パターンは特定の組織にストレスをかける原因となり，習慣化することにより機能障害や痛みを起こす．

　単関節筋には関節の軸を固定する役割があるのに対して，多関節筋はレバーアームが長く強い力を出す役割がある．両方が協調的に働くことが望ましいが，一般的に多関節筋は過緊張に陥りやすく単関節筋とのインバランスを生み出し運動パターンを変えてしまう．このマッスルインバランスによる異常運動パターンを評価し，機能障害の原因を特定することが治療プログラムを立てるうえで重要になる．

　「運動パターン評価表（表9）」を用いて以下の運動パターンテストを実施する．ここでは腰痛症の評価について重要な下半身の運動パターンテストについて解説する．

1）片脚立ちテスト（図9a，b）

　このテストは協調性やバランス能力を評価する．その方法は立位で片脚を上げ，バランスを維持し，トレンデレンブルグ徴候（Trendelenburg's sign）や骨盤の側方偏位の有無を観察する．例えば，トレンデレンブルグ徴候が認められる場合は，中殿筋の弱化ばかりでなく，大腿筋膜張筋の過緊張，腰方形筋の過緊張が認められることがある．膝関節の内反が認められる場合は，股関節内転筋群・大腿筋膜張筋の過剰活動，中殿筋・大殿筋の弱化の可能性がある．逆に膝関節の外反が認められる場合は，大腿二頭筋・梨状筋の過剰活動，中殿筋・

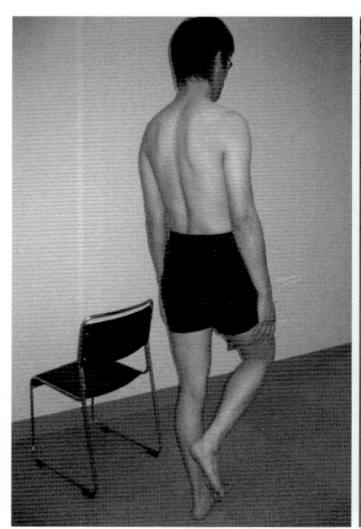

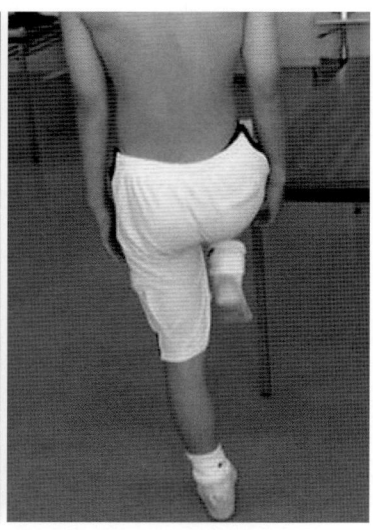

a. 健常者　　　b. 腰痛症患者（左片脚立ちにみられる骨盤の側方偏位）

図9　片脚立ちテスト

大殿筋の弱化の可能性が考えられる．足関節の回内が認められる場合は扁平足，外反母趾の可能性がある．また，バランスをとるために股関節で動揺するか足関節で動揺するかを観察する．なお，本テストは開眼・閉眼で30秒まで測定する．**図9b**は腰痛症患者で骨盤の側方偏位の例である．

2）スクワットテスト（図10a, b）

このテストは，リフティングなどの動作時姿勢における体幹・下肢の協調性を評価する．例えば，股関節に比べて相対的に体幹が柔らかい場合は，腰椎前弯の減少が起こり椎間板ヘルニアなどの原因となる．脊柱起立筋が過緊張な場合は，腰椎前弯が過剰となり椎間関節の障害やすべり症，分離症の原因となる．膝関節の内反が伴う場合は，股関節内転筋群の過剰活動，中殿筋の弱化の可能性があり，膝関節の外反が伴う場合は，大腿二頭筋の過剰活動，中殿筋の弱化の可能性が予測される．また，踵が浮いてしまう場合は下腿三頭筋の過緊張の可能性がある．**図10b**は腰痛症患者で骨盤の後傾と腰椎前弯の減少がみられる例である．

3）股関節伸展テスト（図11a, b）

このテストは，主動筋である大殿筋とハムストリングス，協働筋である脊柱起立筋，拮抗筋である腸腰筋と大腿直筋の機能を評価する．その方法は，腹臥

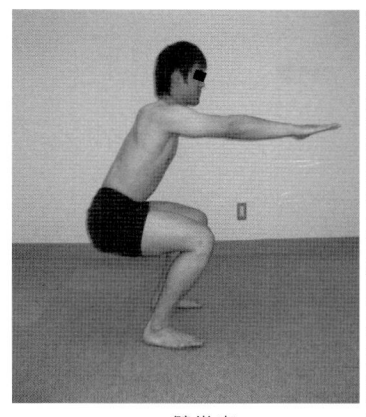

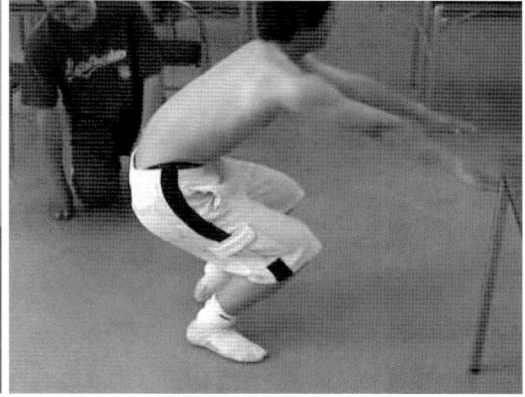

a. 健常者　　　b. 腰痛症患者（骨盤の後傾と腰椎の後弯が認められる）

図10　スクワットテスト

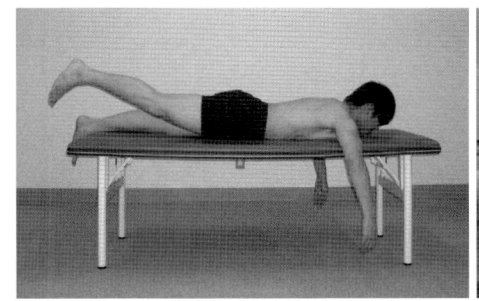

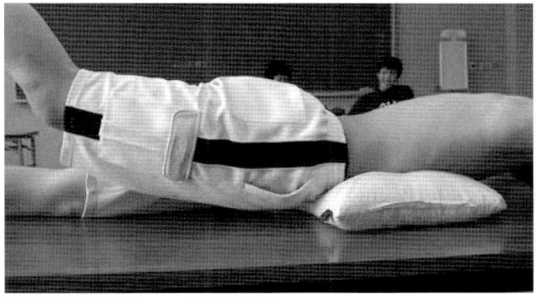

a. 健常者　　　b. 腰痛症患者（股関節の伸展可動域減少，膝関節の屈曲がみられる．ハムストリングス優位，腸腰筋過緊張の所見）

図11　股関節伸展テスト

位で股関節伸展の運動パターンを観察する．正常な運動パターンでは，最初にハムストリングス，次に大殿筋が活動し，その後，反対側の脊柱起立筋から同側の脊柱起立筋の順に活動する．例えば，脊柱起立筋が過緊張の場合は腰椎の前弯が生じ，ハムストリングスが過緊張の場合は膝関節屈曲が認められる．また，腸腰筋が過緊張であれば可動域の減少が認められる．腸腰筋の過緊張は相反抑制により大殿筋の活動を抑制する．このため大殿筋は相対的に弱化を示すことが多い．このマッスルインバランスにより股関節伸展が腰椎前弯で代償されると腰椎に過剰な伸展ストレスがかかる．図11bは，腰痛症患者で腸腰筋の過緊張による股関節の伸展可動域減少とハムストリングスの過剰使用による膝関節の屈曲がみられる例である．

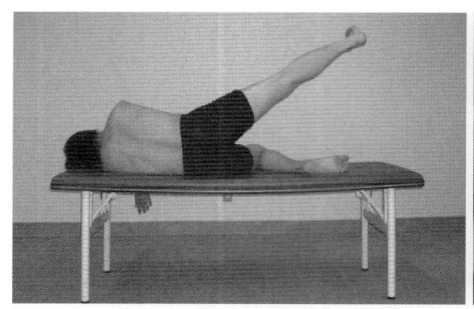

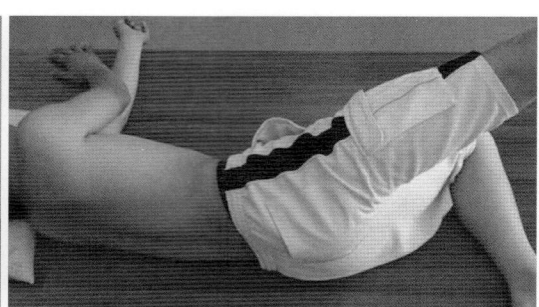

a. 健常者　　　　　　　　b. 腰痛症患者（股関節外転時に骨盤の回旋と股関節の屈曲がみられる（大腿筋膜張筋が優位））

図12　股関節外転テスト

4）股関節外転テスト（図12a, b）

このテストは，主動筋である中殿筋，協働筋である大腿筋膜張筋・腰方形筋・梨状筋，拮抗筋である股関節内転筋群の機能を評価する．その方法は，側臥位で股関節外転の運動パターンを観察する．正常な運動パターンでは最初に中殿筋が活動し，その後，大腿筋膜張筋，腰方形筋が活動する．その間，股関節は屈曲-伸展0°に保たれる．例えば，大腿筋膜張筋が過緊張な場合は股関節が屈曲し，腰方形筋が過緊張な場合は体幹の側屈，梨状筋が過緊張の場合は股関節の外旋が認められる．股関節内転筋群が過緊張の場合は可動域の減少が認められる．いずれも中殿筋は抑制され相対的に弱化を示すことが多い．また，股関節外転運動が腰椎側屈や回旋で代償されると腰椎に過剰なストレスがかかる．図12bは腰痛症患者で股関節外転時に骨盤の回旋と股関節の屈曲がみられる例である．

5）体幹屈曲テスト（図13）

このテストは，主動筋である腹直筋，協働筋・安定筋である腸腰筋，拮抗筋である脊柱起立筋の機能を評価する．その方法は，下肢屈曲位で背臥位をとり，肩甲帯が床から離れるように上体を起こす．例えば，腸腰筋の過緊張がある場合は足部が床から離れ，脊柱起立筋の過緊張がある場合は脊柱の弯曲が少なくなる．また，後頭下筋群が過緊張であれば下顎が突出する．

6）静的背筋持久力テスト（図14）

このテストは，多裂筋，脊柱起立筋，殿筋群，ハムストリングスの静的筋持久力を評価する．背筋の持久力低下は腰痛症との相関が高い．その方法は，治療台から上体を出した肢位で脊柱の伸展を維持し，その時間を測定する．患者

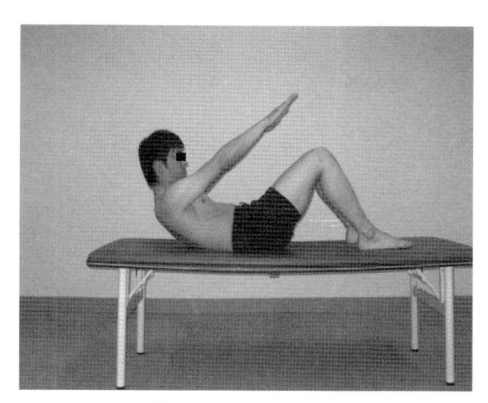

図13　体幹屈曲テスト（健常者） 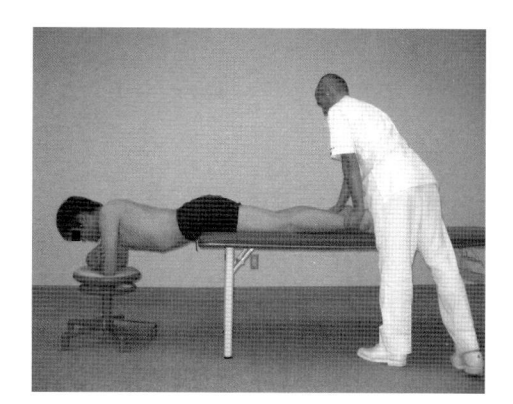　　　図14　静的背筋持久力テスト

が痛みを訴える場合，姿勢維持ができない場合にはテストを終了する．陽性症候がない場合は最高4分まで実施する．

4 筋の長さテスト[6,8)]

姿勢の評価や運動パターンテストで過緊張を疑う筋に対して，実際に「筋の長さテスト（表10）」を行い確認する．このテストは関節可動域を測定するのではなく，他動的な伸張に対する抵抗感（end-feel）を評価する．また，左右差を評価することも大切である．ここでは腰痛症の評価について重要な体幹・下肢の筋の長さのテストについて解説する．

1）腸腰筋（図15）

a．患者の肢位

患者はベッドの端に座位をとる．セラピストは患者の両下肢を屈曲位に保持しながら背臥位にする（トーマス肢位変法）．

b．方　法

非検査側の下肢を屈曲位にしセラピストの体幹で固定する．腰椎が平らになるように非検査側の股関節屈曲で調節する．検査側の下肢をゆっくりと伸展させ，動きが止まるところで抵抗感をみる．標準では股関節伸展0°，オーバープレッシャーをかけると股関節伸展10°になる．

2）大腿直筋（図16）

a．患者の肢位

腸腰筋の検査と同じ肢位をとる（トーマス肢位変法）．

表10 筋の長さテスト

部　位	項　目	備　考
腸腰筋 (トーマス肢位)	方法：股関節伸展0°，オーバープレッシャーをかけると股関節伸展10° 　　右：正常，短縮，過緊張 　　左：正常，短縮，過緊張	
大腿直筋 (トーマス肢位)	方法：膝関節屈曲90°，オーバープレッシャーをかけると膝関節屈曲125° 　　右：正常，短縮，過緊張 　　左：正常，短縮，過緊張	
大腿筋膜張筋 (トーマス肢位)	方法：股関節は伸展0°で15～20°内転 　　右：正常，短縮，過緊張 　　左：正常，短縮，過緊張	
股関節内転筋群 (背臥位)	方法：股関節は伸展0°で40～45°外転（上前腸骨棘が動き出したら止める） 　　右：正常，短縮，過緊張 　　左：正常，短縮，過緊張	
単関節と二関節内転筋の鑑別 (ハムストリングス)	方法：股関節外転40～45°から膝関節を屈曲，可動域が増えれば二関節筋の短縮 　　右：正常，短縮，過緊張 　　左：正常，短縮，過緊張	
ハムストリングス (背臥位)	方法：検査側の下股を伸展挙上（非検査側を膝関節伸展位で80°，屈曲位で90°） 　　右：正常，短縮，過緊張 　　左：正常，短縮，過緊張	
梨状筋 (背臥位)	方法：股関節屈曲60°以下で長軸方向に圧迫を加えて股関節内転・内旋 　　右：正常，短縮，過緊張 　　左：正常，短縮，過緊張	
下腿三頭筋 (背臥位)	方法：足関節回外位で0°背屈，膝関節屈曲で可動域が増大すれば腓腹筋の短縮 　　右：正常，短縮，過緊張 　　左：正常，短縮，過緊張	
胸腰部伸筋群 (座位)	方法：スランプ姿勢で膝と額の間が30cm以下 　　右：正常，短縮，過緊張 　　左：正常，短縮，過緊張	
腰方形筋 (座位または立位)	方法：骨盤を固定して体幹側屈，第12胸椎～第5腰椎のカーブを観察 　　右：正常，短縮，過緊張 　　左：正常，短縮，過緊張	
僧帽筋上部線維 (背臥位)	方法：頭部を屈曲，非検査側に側屈，検査側に回旋し，肩甲骨を下制してend-feelをみる 　　右：正常，短縮，過緊張 　　左：正常，短縮，過緊張	
肩甲挙筋 (背臥位)	方法：頭部を屈曲，非検査側に側屈・回旋し，肩甲骨を下制してend-feelをみる 　　右：正常，短縮，過緊張 　　左：正常，短縮，過緊張	
大胸筋 (背臥位)	方法：下部線維（外転150°外旋10°～15°で水平外転），中部線維（肘関節屈曲90°・外旋30°・水平外転），鎖骨部と小胸筋（そのまま腕を床のほうへ水平外転） 　　右：正常，短縮，過緊張 　　左：正常，短縮，過緊張	
広背筋 (背臥位)	方法：膝関節屈曲，腰椎をニュートラルポジション，上肢を挙上し，腰椎が前弯したところで止める 　　右：正常，短縮，過緊張 　　左：正常，短縮，過緊張	

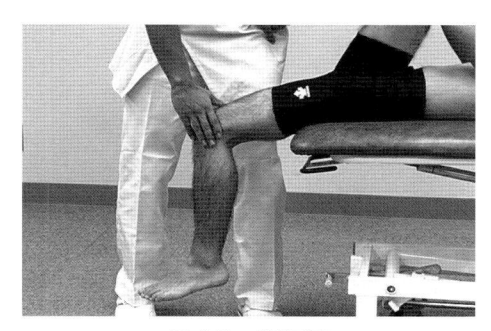

図15　腸腰筋 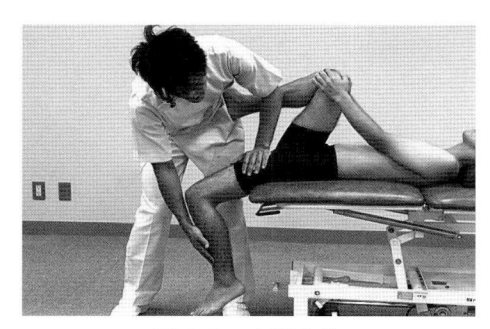　　　　　　　　　　　図16　大腿直筋

　　b．方　法
　非検査側の下肢を屈曲位でセラピストの体幹で固定する．腰椎は平らになるように非検査側の股関節屈曲で調節する．その際，検査側の股関節を伸展0°位に保持する（代償運動の股関節屈曲を防ぐ．標準では膝関節屈曲90°に位置する）．そして，下腿部前面に当てた手で膝関節を屈曲させ，動きが止まるところで抵抗感をみる．標準ではオーバープレッシャーをかけると膝関節屈曲125°になる．

3）大腿筋膜張筋（図17）
　　a．患者の肢位
　腸腰筋の検査と同じ肢位をとる（トーマス肢位変法）．
　　b．方　法
　非検査側の下肢を屈曲位でセラピストの体幹で固定する．腰椎は平らになるように非検査側の股関節屈曲で調節する．その際，検査側の股関節を伸展0°位に保持する（代償運動の股関節屈曲を防ぐ）．そして，大腿外側に当てた手で股関節を内転させ，動きが止まるところで抵抗感をみる．過緊張の場合，男性では大腿外側部に溝，女性では平坦さを観察できる．標準では股関節は伸展0°位で15～20°内転する．

4）股関節内転筋群（図18）
　　a．患者の肢位
　背臥位にする．
　　b．方　法
　股関節内旋・外旋中間位で股関節を外転させ，ASISを触診し動きが出たら止める．代償運動である骨盤の回旋，股関節の屈曲を防ぐ．標準では股関節は伸展0°位で40～45°外転する．

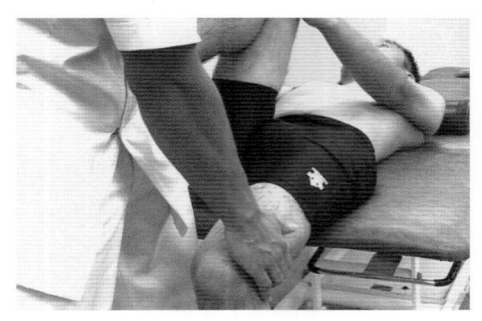

図17　大腿筋膜張筋

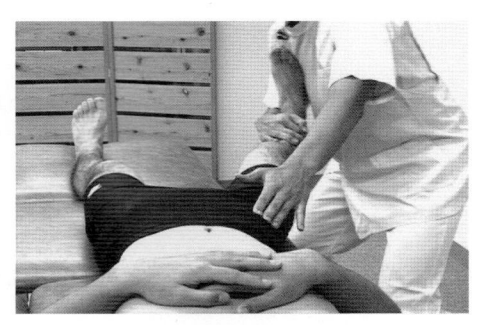

図18　股関節内転筋群

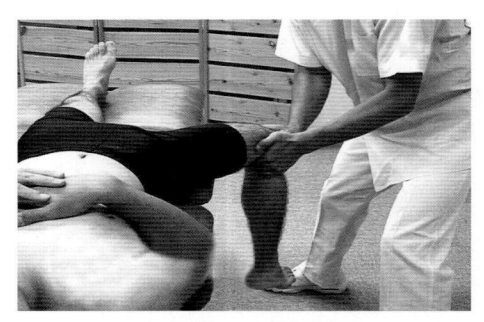

図19　単関節と二関節内転筋の鑑別

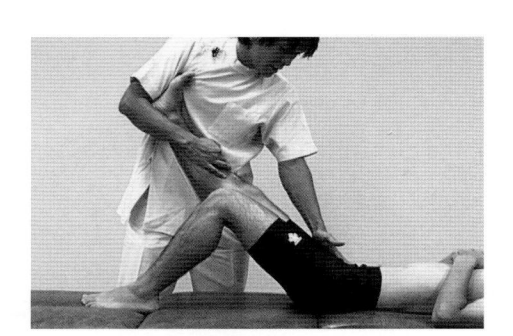

図20　ハムストリングス

5）単関節と二関節内転筋の鑑別（図19）

　もし，股関節外転が膝関節屈曲位で大きくなれば二関節筋が短縮（ハムストリングス，薄筋），変わらなければ単関節筋が短縮（恥骨筋，大内転筋，長内転筋，短内転筋）している．

6）ハムストリングス（図20）

a．患者の肢位

　背臥位で非検査側の膝関節を屈曲させて腸腰筋を緩める．

b．方　法

　患者の足部をセラピストの肘窩で保持し，前腕で下腿を把持する．そして，股関節を屈曲させてASISを触診し骨盤の動きをみる．膝関節が屈曲するか，または骨盤の動きが起こるところで止める．標準では非検査側膝関節屈曲位の場合，検査側の下股伸展挙上（SLR：straight leg raising）の可動域は90°，伸展位では80°である．

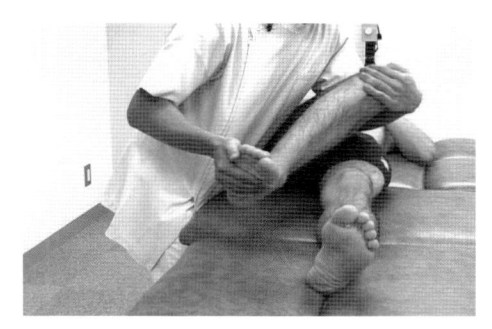

図21　梨状筋 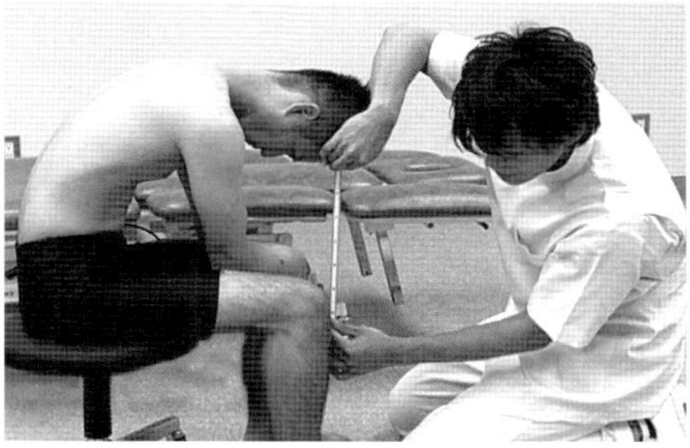　　　　　　　　図22　胸腰部伸筋群

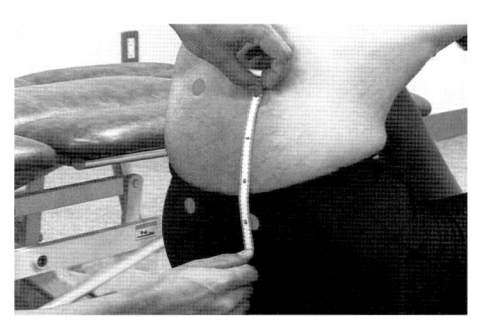

図23　胸腰部伸筋群（Shober test変法）

7）梨状筋（図21）

a．患者の肢位
背臥位にする．

b．方　法
2種類の方法がある．1つは股関節屈曲60°以下でテストを行う．まず，大腿の長軸方向に圧迫を加え，次に股関節内転・内旋を加えて抵抗感をみる．もう1つの方法は股関節屈曲90°でテストを行う．まず，大腿長軸方向に圧迫を加え，次に股関節内転・外旋を加えて抵抗感をみる．

8）下腿三頭筋

a．患者の肢位
背臥位で足部をベッドの端から出す．

b．方　法
セラピストは一方の手で踵を保持，もう一方の手で前足部の外側で足関節背屈方向に力を加え end-feel をみる．正常な長さは内反・外反中間位で足関節背屈0°である．この肢位から膝関節を屈曲させて足関節背屈角度が増える場合，腓腹筋の短縮が疑われる．

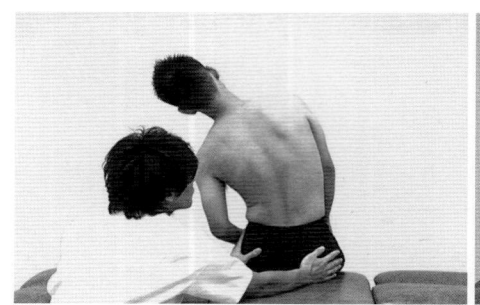

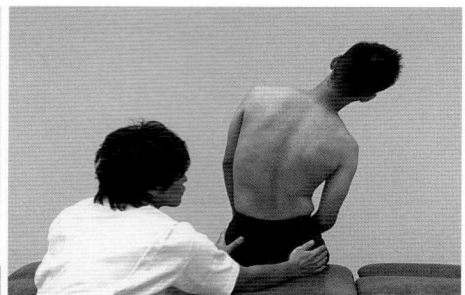

a．右側のテスト　　　　　　b．左側のテスト
図24　腰方形筋

9) 胸腰部伸筋群（図22, 23）

a．患者の肢位
座位にする．

b．方　法
2種類の方法がある．1つはセラピストが患者の骨盤を固定し，患者に体幹を屈曲してもらい，額と膝の間の距離を測る．標準では額と膝の間が30 cm以下である．もう1つはPSISレベルと10 cm上方をマークしたうえで患者に体幹を屈曲してもらい，PSISとマークした部位との距離を測る（Shober test変法）．標準では距離が6 cm以上増加する．しかし，この方法は椎間関節の可動性の問題も含まれるので正確とはいえない．

10) 腰方形筋（図24）

a．患者の肢位
座位または立位にする．

b．方　法
セラピストは患者の骨盤を保持し骨盤の偏位を防ぐ．患者は検査側と反対方向に体幹を側屈する．セラピストは第12胸椎から第5腰椎までの弯曲を観察する．標準では，滑らかなカーブが腰部から胸部にかけてみられるはずだが，そうでない場合は反対側の腰方形筋の短縮が疑われる．しかし，この方法は椎間関節の可動性の問題も含まれるので正確とはいえない．

5 触　診

触診は評価の最後に行う．これまでの評価で過緊張の所見が疑われる筋に対して触診により確認する．セラピストの指腹を使い筋の硬さ，圧痛点，トリガーポイントを評価する．実際に触れることにより痛みを誘発し，筋の過緊張

を引き起こす恐れがあるため注意深く行う．また，触診では筋の遊び運動（muscle play）をみる[17]．関節の遊び運動（joint play）と同様に，正常な筋と筋の間には動きの遊びがある．瘢痕や筋膜の癒着によりこの筋の遊びが障害されれば，筋と筋の間の可動性が制限され痛みの原因となる．

発症からの時期と治療方針

理学療法は発症からの時期により対応が異なる．必要のない検査や画一的な運動療法により症状を悪化させることがあってはならない．過剰な安静もかえって機能低下を招く．表11に腰痛症の運動療法について基本的な方針を示す．また，急性期から可能な限り機能低下を予防することが必要である．表12

表11 腰痛の病期と治療方針

病期	治療
受傷期・急性期（1週以内）	【物理的ストレスからの防御】 ・アイシング（48時間） ・腰椎部の安静・固定（ニュートラルポジションの維持），テーピングなど ・リラクセーション，重力を除いた肢位での自動運動，自己牽引法 ・腰椎に負担がかからないようなADL指導
亜急性期（1～2週）	【活動の再開】 ・リラクセーション，痛みのない可動域の再獲得 ・痛みのない運動で活動量を段階的に上げる（段階的歩行プログラム）
安定期（2～12週）	【機能の再獲得と再発の予防】 ・過緊張筋の抑制と弱化筋の活性化 ・運動パターンの修正エクササイズ，腰椎安定化エクササイズ ・機能的可動域の再教育 ・姿勢矯正，ADLでの動作パターンの修正
慢性期（12週以降）	【複合的なアプローチ】 ・心理療法，行動療法，教育的アプローチ ・機能優先的アプローチ

表12 段階的歩行プログラム

	ウォームアップ	エクササイズ	クールダウン	合計時間
1週目	ゆっくりと歩行5分	早歩き10分	ゆっくりと歩行5分	20分間
2週目	ゆっくりと歩行5分	早歩き12分	ゆっくりと歩行5分	22分間
3週目	ゆっくりと歩行5分	早歩き14分	ゆっくりと歩行5分	24分間
4週目	ゆっくりと歩行5分	早歩き16分	ゆっくりと歩行5分	26分間
5週目	ゆっくりと歩行5分	早歩き18分	ゆっくりと歩行5分	28分間
6週目	ゆっくりと歩行5分	早歩き20分	ゆっくりと歩行5分	30分間
12週目	ゆっくりと歩行5分	早歩き40分	ゆっくりと歩行5分	50分間

Back Pain Patient Information Booklet；Mater Education Center-Media Services 2001（Australia）

はオーストラリアのMater Hospitalで使われている段階的歩行プログラムである．

PT 腰痛症の4つの臨床パターン

臨床でよくみられる姿勢アライメント異常とマッスルインバランスについて述べる．姿勢アライメント異常やマッスルインバランスは運動パターンの異常を引き起こし，繰り返される日常生活動作やスポーツでの動きが腰椎に物理的ストレスをかける．そしてある時，関節，靱帯，筋，筋膜などの組織に損傷を起こす．椎間板ヘルニアや脊椎分離症，脊椎すべり症，椎間関節症などはその結果であり，その原因に対して対応を考えることが治療・予防につながる．

1 腰椎に前弯ストレスが予想される場合（骨盤交差症候群；図25）

1）問題点
- 腸腰筋と脊柱起立筋の過緊張は骨盤に過剰な前傾を引き起こし，腰椎の前弯を増強させる．相反抑制の結果，腹筋群・大殿筋は弱化する．
- マッスルインバランスと姿勢アライメント異常により腰椎に伸展ストレスがかかり，椎間関節症，脊椎分離症，脊椎すべり症の原因となる．

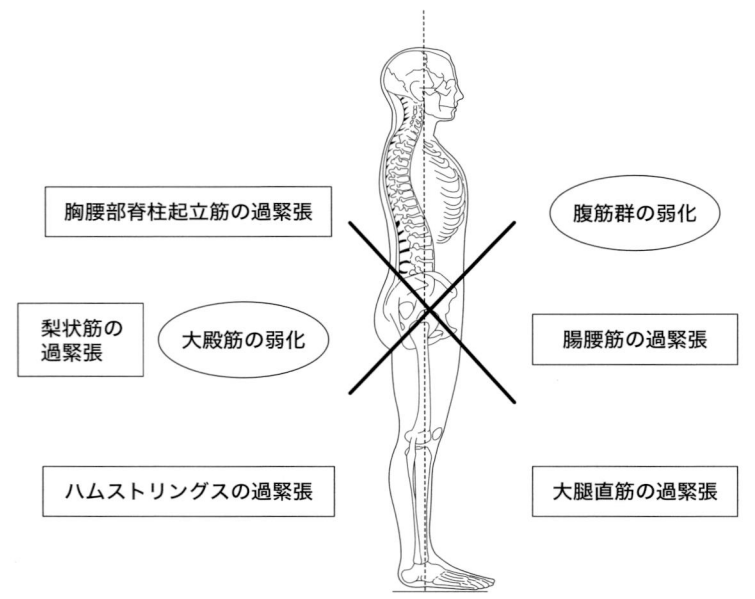

図25 腰椎に前弯ストレスが予想される場合（Jandaの骨盤交差症候群）
椎間関節症，脊椎分離症，脊椎すべり症などが生じる

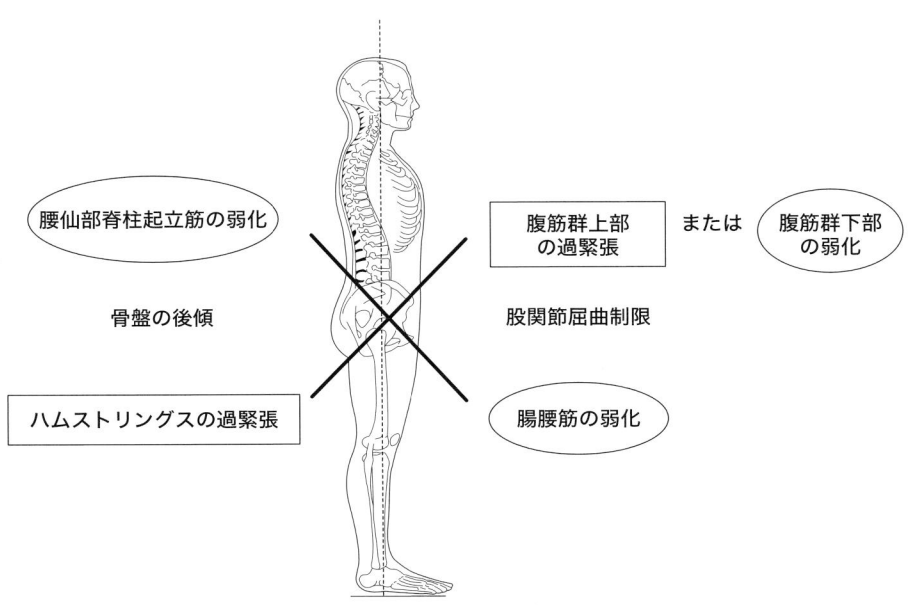

図26 腰椎に後弯ストレスが予想される場合（逆骨盤交差症候群）
椎間板障害などが生じる

- 腰仙部脊柱起立筋の弱化
- 骨盤の後傾
- ハムストリングスの過緊張
- 腹筋群上部の過緊張 または 腹筋群下部の弱化
- 股関節屈曲制限
- 腸腰筋の弱化

2）過緊張筋
　胸腰部脊柱起立筋，腸腰筋，大腿直筋，梨状筋，ハムストリングス．

3）弱化筋
　腹筋群，腰仙部脊柱起立筋，大殿筋．

2 腰椎に後弯ストレスが予想される場合（逆骨盤交差症候群；図26）

1）問題点
　・腸腰筋と腰仙部脊柱起立筋の弱化は骨盤に後傾を引き起こし，腰椎の前弯を減少させる．
　・腹筋群は過緊張もしくは弱化し，ハムストリングスは過緊張になる．
　・これらのマッスルインバランスと姿勢アライメント異常により腰椎に屈曲ストレスがかかり，椎間板障害の原因になる．

2）過緊張筋
　胸腰部脊柱起立筋，腹筋群上部，梨状筋，大腿筋膜張筋，ハムストリングス．

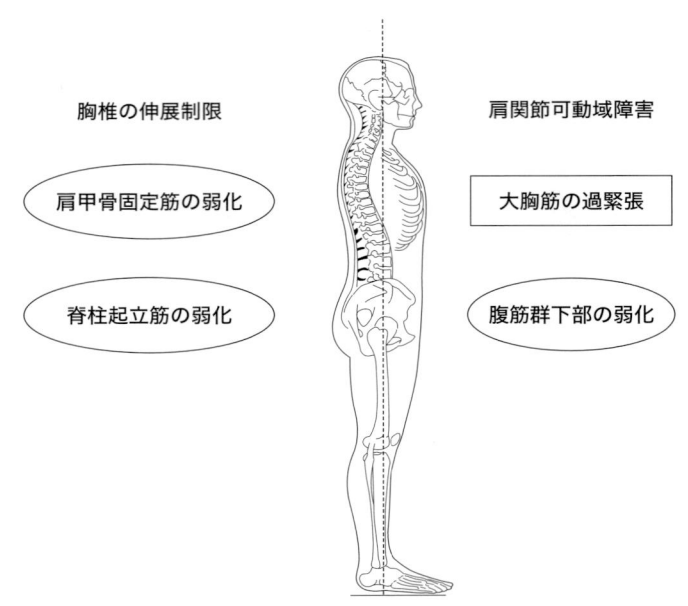

図 27　胸椎中部機能不全が腰椎にストレスをかける場合
腰椎で過剰な代償運動が生じる

（胸椎の伸展制限：肩甲骨固定筋の弱化，脊柱起立筋の弱化）
（肩関節可動域障害：大胸筋の過緊張，腹筋群下部の弱化）

３）弱化筋

腹筋群下部，腸腰筋，腰仙部脊柱起立筋，大殿筋．

3　胸椎中部機能不全（胸椎後弯）が腰椎にストレスをかける場合（図27）

1）問題点

- 胸椎中部機能不全は第4～8胸椎の機能障害であり，例えばデスクワークなどの長時間の座位保持により胸椎後弯が起こる．いったんアライメントが崩れると歯車が回るように徐々に重力により進行する．
- 頭部前方姿勢を引き起こす．
- 胸椎の後弯は肩関節の屈曲・外転・外旋を制限するため，肩関節のインピンジメントの原因となる．
- 腰椎の前弯は減少するため腰椎に屈曲ストレスが生じ，椎間板障害などが起こり腰痛の原因になる．または肩関節の屈曲制限の代償運動として腰椎の前弯が起こる場合，腰椎に伸展ストレスがかかり椎間関節症，脊椎分離症，脊椎すべり症の原因になる．
- 横隔膜呼吸を抑制する．

図中ラベル：
- 腰仙部脊柱起立筋の弱化
- 大殿筋・中殿筋の弱化
- ハムストリングスの過緊張
- 腹筋群下部の弱化
- 腸腰筋，梨状筋，大腿筋膜張筋，大腿直筋の過緊張
- 広筋群の弱化

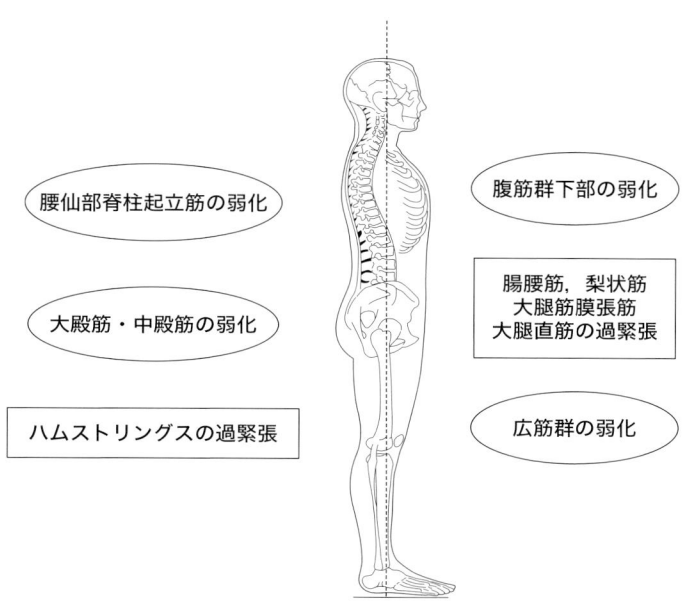

図28 股関節機能不全が腰椎にストレスをかける場合
腰椎で過剰な代償運動が生じる

2）過緊張筋

後頭下筋群，側頭筋，咬筋，斜角筋，胸鎖乳突筋，肩甲挙筋，僧帽筋上部，大胸筋，小胸筋．

3）弱化筋

僧帽筋中部，僧帽筋下部，菱形筋，脊柱起立筋，腹筋群下部横隔膜，腸腰筋．

4 股関節機能不全が腰椎にストレスをかける場合（図28）

1）問題点

- 股関節に可動域制限があると腰椎で代償運動が起こる．例えば，股関節屈曲制限の代償としての腰椎後弯，股関節伸展制限の代償としての腰椎前弯，股関節回旋制限の代償としての腰椎回旋が生じる．
- 股関節の動きに対して腰椎が柔軟な場合，股関節の代償運動が腰椎で起こってしまう．

2）過緊張筋

腸腰筋，梨状筋，股関節内転筋群，大腿筋膜張筋，大腿直筋，ハムストリングス．

3）弱化筋
腹筋群下部，腰仙部脊柱起立筋，大殿筋，中殿筋，大腿四頭筋のうち広筋群．

治療の進め方

　評価において問題となった過緊張筋，弱化筋，異常運動パターンの所見をもとに治療プログラムを検討し，それぞれの問題点について対応を考える（図29）．過緊張筋にトリガーポイントがあれば等尺性収縮後弛緩法（PIR：post isometric relaxation），筋の短縮があれば軟部組織モビライゼーションやストレッチングなどを実施し，弱化筋に対しては筋の活性化エクササイズ，運動パターンの異常に対しては運動パターンの修正エクササイズを考える．腰痛症の治療は徒手理学療法や物理療法などの受動的治療が中心になってはいけない．能動的な治療，すなわち運動療法と再発予防のための自己管理法を組み合わせた治療プログラムが重要である．

1 過緊張筋の抑制

　腰痛症の患者では脊柱起立筋，腰方形筋，腸腰筋，大腿筋膜張筋，梨状筋，股関節内転筋群，ハムストリングス，腓腹筋などが過緊張になりやすい．また，これらの筋にトリガーポイントが認められる場合にはストレッチングを行う前にPIRを実施する[5,6]．痛みのある筋や過緊張筋に対しては，PIRや軟部組織モビライゼーションを行い痛みや緊張をなるべく緩和させ，筋の遊び運動や筋膜のすべり運動を改善してからストレッチングを行ったほうがよい．

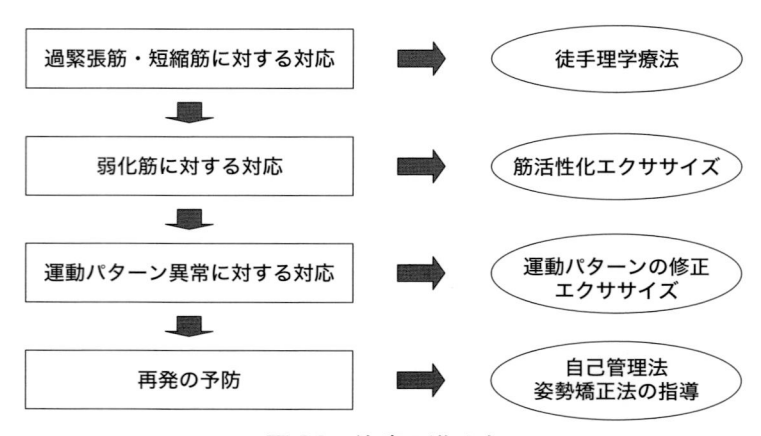

図29　治療の進め方

PIRとは，PNFのcontract-relaxとhold-relaxと筋エネルギー法（muscle energy）を応用したテクニックで，チェコの神経科医Vladimir Janda（1928〜2002年）によって開発された．

1）PIRの手順
a．患者の位置および肢位
患者にできるだけリラックスした肢位をとらせる．
b．筋の緩みをとる
肢位が整ったら，目的とする筋の緩みをとる．ストレッチとは異なり，できるだけ筋をリラックスさせ，動きの止まるところで保持する．
c．等尺性収縮
セラピストの軽い抵抗に対して目的とする筋を等尺性収縮させる．通常5〜8秒間行うが，延長することもでき，これを3〜5回繰り返す．もし8秒以内でリリースされない場合，長い収縮が必要である．この収縮は最大収縮の10〜20％の力で行い，できる限り穏やかに行うべきである．したがって，セラピストは最小限の抵抗から始めるのが望ましい．
d．呼吸と視覚の共同運動
　呼吸と眼の動きは筋の抑制に役に立つ．等尺性収縮の時に吸気を行わせ，目で筋の収縮をみる．そして，呼気を行いながら力を抜きリラクセーションを促す．その際には筋から眼をそらす．この呼吸と視覚の共同運動は筋のリラクセーションに役立つといわれている．

2）PIRの実際
【胸腰部脊柱起立筋】
a．患者の肢位
患側を上にした側臥位とする（図30a）．
b．方　法
①下側の肩は後方に回旋させ，下肢は曲げる（図30b）．
②両方の腕は治療台の外に垂らし，上側の下肢はわずかに伸ばす．
③セラピストは患者の背後に回り，片手を上前腸骨棘に置き，もう一方の手は胸郭下部におく．
④筋の緩みをとるために上前腸骨棘を後方に動かし，胸郭下部を前上方に動かす．これによって緩みをとり，筋の抵抗感をみつける．
⑤セラピストの手で胸郭下部に抵抗を与え等尺性収縮を促す．この時，患者には上をみてもらい深く息を吸うように指示する．

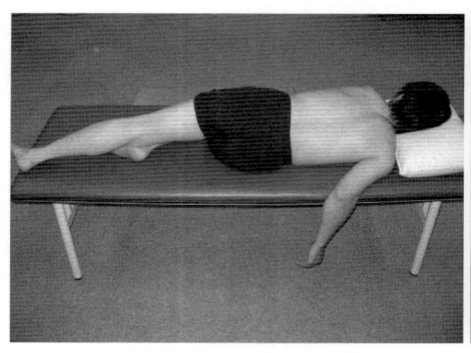

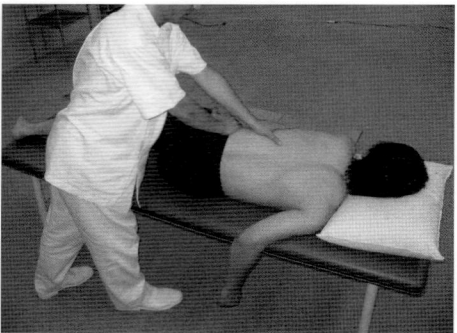

a. 患者の肢位　　　　　　b. 治療方法
図30　胸腰部脊柱起立筋の PIR

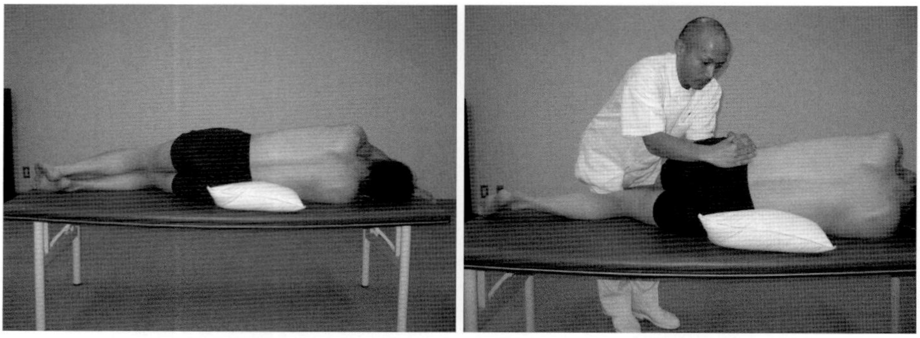

a. 患者の肢位　　　　　　b. 治療方法
図31　腰方形筋の PIR ①

⑥筋が緩むのを感じたら，次の抵抗感を感じるところまで筋を伸張するように上前腸骨棘と胸郭下部を操作する．

【腰方形筋①】
筋線維が異なった2つの方向に走るため，2方向の PIR テクニックを施す．
a．患者の肢位
側臥位とする（図31a）．腰椎をわずかに側屈させるために，巻きタオルなどを下に入れる．患者の上側の上肢は挙上し，頭上の治療台を軽くつかむ．
b．方　法
①患者に股関節を屈曲するように下肢を持ち上げさせ，セラピストの大腿部で下肢を挟むようにする（図31b）．
②セラピストの両手を患者の腸骨稜におく．そして，前腕は股関節の辺りに軽くおく．

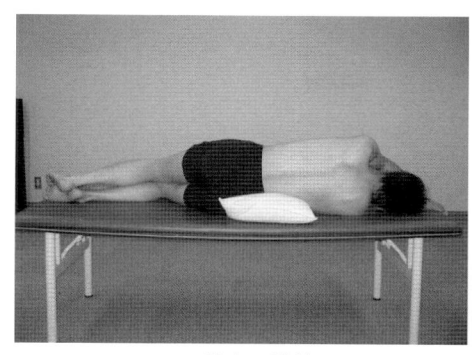

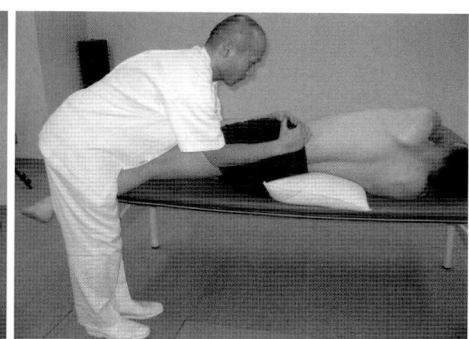

a．患者の肢位　　　　　　　　　　　b．治療方法

図32　腰方形筋のPIR②

③可動域の最終をみつけるために，腸骨稜をまっすぐ尾側に動かす．これによって緩みがとれ，筋の抵抗感がみつかる．
④患者はセラピストの抵抗に抗して腸骨稜を引き上げ，腰方形筋の等尺性収縮を促す．この時，患者には上をみてもらい深く息を吸うように指示する．
⑤筋が緩むのを感じたら，次の抵抗感を感じるところまで筋を伸張するように腸骨稜を尾側に導く．

【腰方形筋②】
a．患者の肢位
患側の股関節を上側にして伸展した側臥位（図32a）とする．
b．方　法
①セラピストは患者の背後に回り，患側の下肢を後方にもってきて大腿部で挟む（図32b）．
②筋の緩みをとるために，腸骨稜をまっすぐ尾側に動かす．これによって緩みがとれ，筋の抵抗感がみつかる．
③患者はセラピストの抵抗に抗して腸骨稜を引き上げ，腰方形筋の等尺性収縮を促す．この時，患者には上を見てもらい深く息を吸うように指示する．
④筋が緩むのを感じたら，次の抵抗感を感じるところまで筋を伸張するように腸骨稜を尾側に導く．

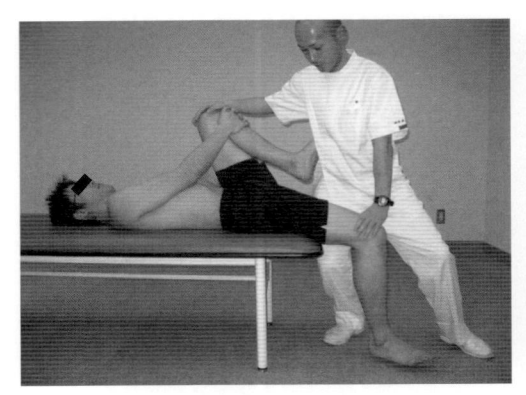

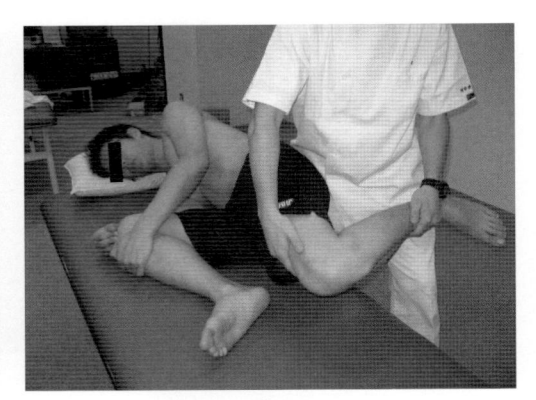

図33　腸腰筋のPIR　　　　　　　　図34　大腿直筋のPIR

【腸腰筋（図33）】

a．患者の肢位
背臥位でベッドの端から下肢を出す（トーマス肢位変法）．

b．方　法
①セラピストは健側に立ち，患者の両下肢を屈曲位に保持する．
②患側の股関節をゆっくりと伸展させ腸腰筋の緩みをみる．その際，健側の下肢はセラピストの側腹部で固定する．
③患側の股関節が可動域の最終に到達したら，セラピストの手に抵抗するよう患者に患側の股関節を屈曲してもらう．
④患者に力を抜かせ，ゆっくりと息を吐かせる．リラックスするのを待ち，筋が緩むのを感じたら，次の抵抗感を感じるところまで患側の股関節を伸展して筋を伸張するよう導く．

【大腿直筋（図34）】

a．患者の肢位
患側を上側にした側臥位とする．

b．方　法
①患者の上体をまっすぐにし，そして患者の骨盤が前傾しないようセラピストの骨盤を患者の殿部に押しつけ，患側の大腿を一方の手で，下腿をもう一方の手でセラピストが持つ．
②筋の緩みをとるために患側の股関節を伸展，膝関節を屈曲し，大腿直筋の抵抗が感じるところまで行う．
③この位置で患者に股関節屈曲運動と膝関節伸展運動を同時に行ってもらい，大腿直筋の等尺性収縮を促す．

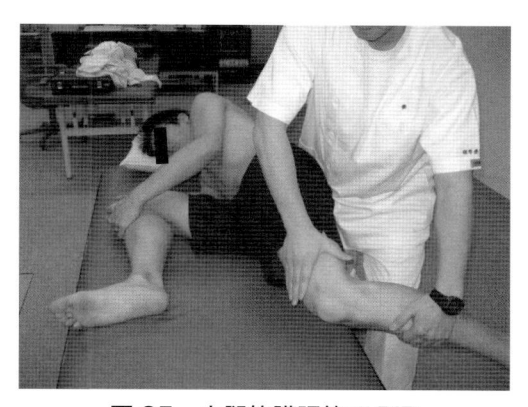

図35　大腿筋膜張筋のPIR　　　　　　図36　梨状筋のPIR

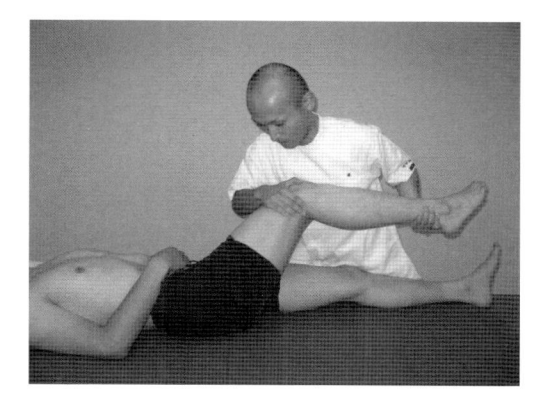

④患者に力を抜かせ，ゆっくりと息を吐かせる．リラックスするのを待ち，筋が緩むのを感じたら，次の抵抗感を感じるところまで患側の股関節を伸展，膝関節を屈曲して筋を伸張するよう導く．

【大腿筋膜張筋（図35）】
a．患者の肢位
患側を上側とした側臥位とする．
b．方　法
①セラピストは患側の大腿を一方の手で，下腿をもう一方の手で持ち，そして患者の骨盤を固定するためにセラピストの骨盤を患者の殿部に当てる．
②筋の緩みをとるために患側の股関節を伸展・内転し，大腿筋膜張筋の抵抗が感じるところまで行う．
③この位置で患者に股関節を屈曲・外転してもらい，大腿筋膜張筋の等尺性収縮を促す．
④患者に力を抜かせ，ゆっくりと息を吐かせる．リラックスするのを待ち，筋が緩むのを感じたら，次の抵抗感を感じるところまで患側の股関節を伸展・内転して筋を伸張するよう導く．

【梨状筋（図36）】
a．患者の肢位
背臥位とする．
b．方　法
①セラピストは健側に立ち，患側の大腿を一方の手で，下腿をもう一方の手で持ち，そして股関節を60°以下に屈曲する．

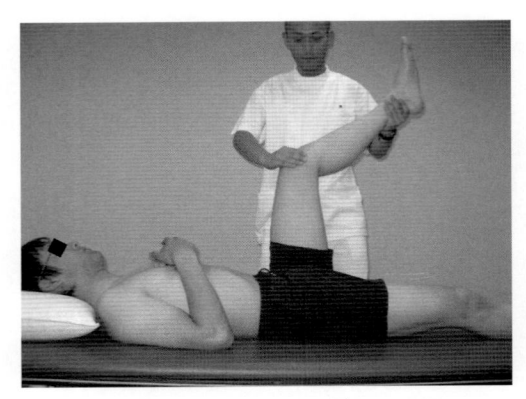

図37　ハムストリングスのPIR

②患側の股関節を内転し，大腿骨長軸に向かって圧縮を与える．
③筋の緩みをとるために患側の股関節を内旋し，梨状筋の抵抗が感じるところまで行う．
④この位置で患者に股関節を外旋してもらい，梨状筋の等尺性収縮を促す．
⑤筋が緩むのを感じたら，次の抵抗感を感じるところまで患側の股関節を内旋して筋を伸張するよう導く．

【ハムストリングス（図37）】
a．患者の肢位
背臥位とする．
b．方　法
①セラピストは患側に立ち，骨盤は中間位で健側の膝関節は伸展させる．
②患側の下肢を持ち股関節90°まで屈曲する．
③筋の緩みをとるために患側の膝関節を伸展し，ハムストリングスの抵抗が感じるまで行う．
④この位置で患者に膝関節を屈曲してもらい，ハムストリングスの等尺性収縮を促す．
⑤筋が緩むのを感じたら，次の抵抗感を感じるところまで患側の膝関節を伸展して筋を伸張するよう導く．

【股関節内転筋群―二関節筋（図38a）】
a．患者の肢位
背臥位にて健側の股関節と膝関節を屈曲する．

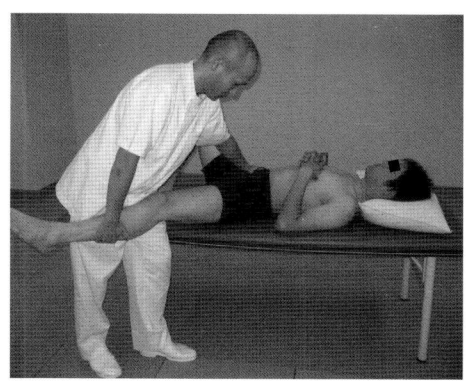

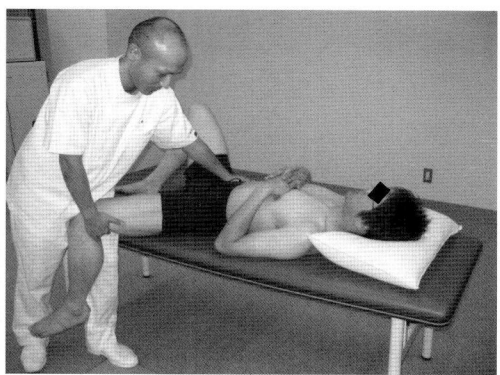

a. 二関節筋のPIR　　　　　　b. 単関節筋のPIR
図38　股関節内転筋群のPIR

b．方　法
①セラピストは患側の下腿を持ち，膝関節を伸展したまま患者の下肢内側に入る．
②筋の緩みをとるために患側の股関節を外転し，二関節筋の抵抗が感じるところまで行う．その際，セラピストの一方の手は健側のASISにおく．
③患者に股関節を内転してもらい二関節筋の等尺性収縮を促す．
④筋が緩むのを感じたら，次の抵抗感を感じるところまで患側の股関節を外転して筋を伸張するよう導く．

【股関節内転筋群―単関節筋（図38b）】
a．患者の肢位
二関節内転筋群と同じ肢位だが，患側の膝関節は屈曲位とする．
b．方　法
①患側の大腿内側をセラピストの大腿内側に当てる．
②筋の緩みをとるために患側の股関節を外転し，単関節筋の抵抗が感じるところまで行う．その際，セラピストの手を健側のASISの上におく．
③患者に股関節を内転してもらい単関節筋の等尺性収縮を促す．
④筋が緩むのを感じたら次の抵抗感を感じるところまで患側の股関節を外転して筋を伸張するよう導く．

2 弱化筋の活性化エクササイズ（図39）[4〜6]

　過緊張筋に対し，その拮抗筋は通常相反抑制により弱化していることが多い．過緊張筋を抑制した後に拮抗筋の活性化エクササイズを行う．腹筋群，多裂筋，

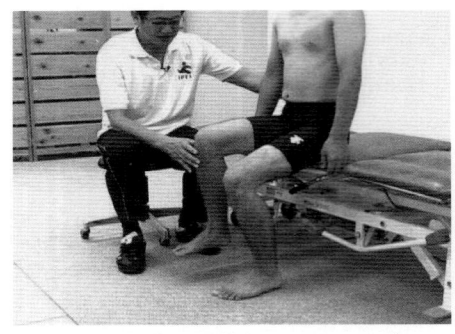

a. 腸腰筋の活性化エクササイズ

患者は端座位．セラピストは他動的に患者の股関節を屈曲させ静かに離し，その肢位を保持させる．この時に骨盤が後傾しないように指示する（大腿直筋，縫工筋をできるだけ抑制）．正しく腸腰筋が収縮できれば，鼠径部の深部に疲労を感じる．筋収縮を自覚できたら患者は股関節屈曲の機能的可動域を拡大するよう練習する

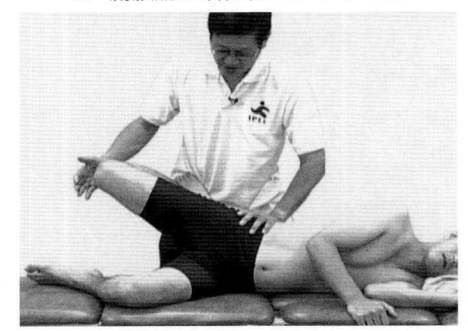

b. 中殿筋の活性化エクササイズ

患者は側臥位．セラピストは他動的に股関節を外転させ静かに離し，その肢位を保持させる．この時に骨盤の回旋，体幹の側屈，股関節の屈曲・外旋が起こらないように注意する（大腿筋膜張筋，梨状筋，腰方形筋をできるだけ抑制）．正しく中殿筋が収縮できれば，大転子上部に疲労を感じる．筋収縮を自覚できたら患者は股関節外転の機能的可動域を拡大するよう練習する

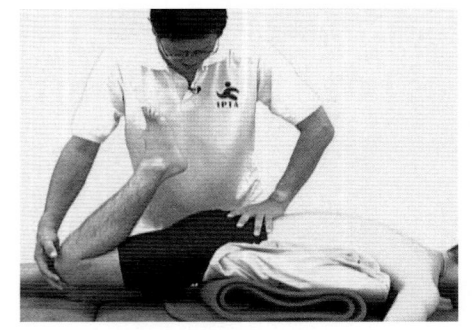

c. 大殿筋の活性化エクササイズ

患者は腹臥位．セラピストは他動的に股関節を伸展させ静かに離し，その肢位を保持させる．この時に骨盤の回旋，腰椎前弯，股関節の外転・外旋が起こらないように注意する（ハムストリングス，脊柱起立筋をできるだけ抑制）．正しく大殿筋が収縮できれば，殿部中央に疲労を感じる．筋収縮を自覚できたら患者は股関節伸展の機能的可動域を拡大するよう練習する

図39　筋の活性化エクササイズの例

大殿筋，中殿筋，大腿四頭筋（なかでも広筋群），前脛骨筋に弱化が起こることが多い．

　弱化は単関節筋に認められることが多く，多関節筋を抑制し，できるだけ対象筋を確実に収縮させるように肢位を工夫して実施する．その際，患者自身に対象筋の部位を自覚させ注意を集中させる．患者自身が対象筋の部位と収縮感を学習することが必要であり，可能であれば模型などを利用して筋の起始・停止・作用についても指導する．単なる筋力強化とは異なり，目的とする筋の収縮を自覚し，機能的可動域（functional range）を改善することを目的とする．

機能的可動域とは正しい運動パターンで痛みがなく動ける自動運動可動域であり，反復練習が必要である．

3 運動パターンの修正エクササイズ[7,17,18]

異常な運動パターンに対しては望ましい運動パターンを学習するためのエクササイズが必要である．運動パターンは，すぐには修正できないためセルフエクササイズを指導し継続しなければならない．

弱化筋の活性化エクササイズで単関節筋の収縮が意識できれば，次に目的とする運動パターンを学習するために組み合わせ運動を指導する．例えば，股関節の機能不全が腰椎にストレスをかける運動パターンの原因となっている場合，体幹と股関節の分離運動を練習する．また，胸椎の伸展制限が腰椎にストレスをかけている場合は，腹部の安定化エクササイズとともに胸椎の伸展運動の組み合わせエクササイズが必要である．

患者の問題となる運動パターンを修正するエクササイズの例を図40に示す．例えば股関節の動きを腰椎で代償してしまう場合，日常生活でこのような異常な動作が習慣的に行われていると腰椎にストレスがかかり腰痛の原因になる．この運動パターンを改善しなければ腰痛のリスクを下げることはできない．正しいパターンを指導し無意識にコントロールできるように練習する．スクワットやランジングの場合には，棒などを利用して頭部・胸部・仙骨部を一直線に保ちながら股関節の動きを練習することもできる（図41，42）．運動パターンの修正エクササイズは，患者に合わせて考えていくことが必要で，運動療法はセラピストのアイデアしだいである．

4 自己管理法の指導

日常生活の中で腰椎に負担のかかる動作を具体的に説明し，それに対する対応方法を指導する．デスクワークなどで同じ姿勢を持続する場合には，腰椎にかかる重力ストレスをリセットするためにブルガー法[6]（図43），マリガンによる自己牽引法[20]（図44）などの自己管理法を指導する．

PT 運動療法の負荷と変動因子[5]

急性および亜急性の腰痛患者に対して安全に運動療法を行うには，腰椎にかかる圧縮力を3000N以下の範囲に制限する必要がある．エクササイズと腰椎の圧縮力の例を図45，46に示す．安定化エクササイズでは筋力よりも持久力が

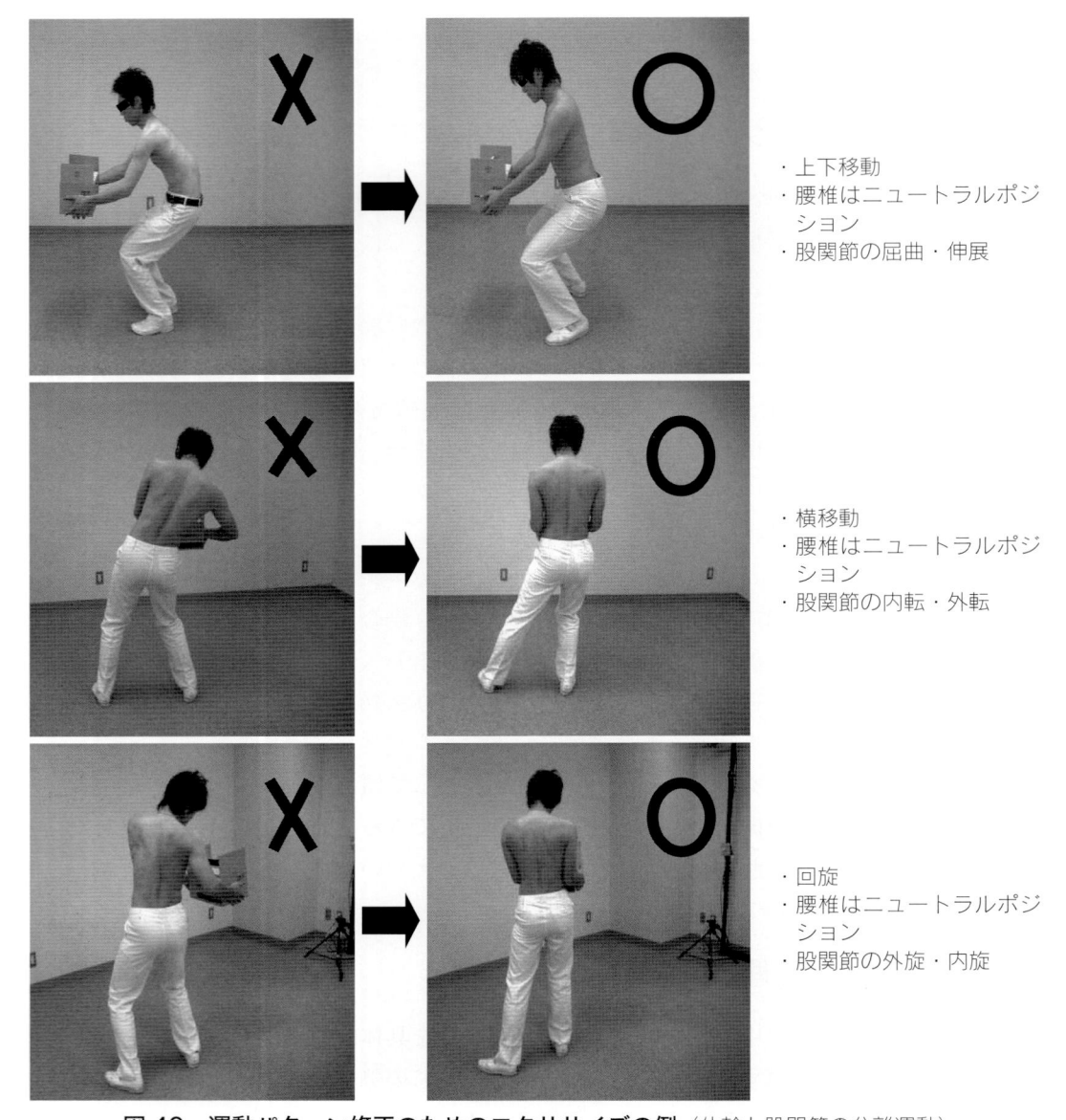

図40 運動パターン修正のためのエクササイズの例（体幹と股関節の分離運動）

・上下移動
・腰椎はニュートラルポジション
・股関節の屈曲・伸展

・横移動
・腰椎はニュートラルポジション
・股関節の内転・外転

・回旋
・腰椎はニュートラルポジション
・股関節の外旋・内旋

必要である．またその際，代償運動が起こらないように正しいパターンを指導する．**表13**に運動療法の負荷量決定のための変動因子を示す．

　体幹に対して四肢を動かすことは腰椎に圧縮力がかかり，そのことをセラピストは考慮しなくてはいけない．このエクササイズは体幹筋が適度に収縮していることが前提であり，腰椎が不安定であるとさらに負荷がかかる．腰痛の急性期や腰椎の手術後早期に背臥位でのSLRを行うことはリスクを伴う．

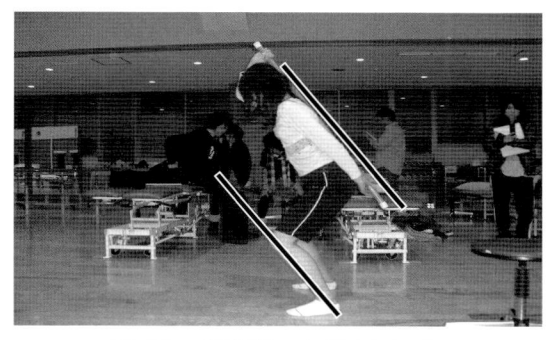

図41　棒を使ったスクワット
後頭部・胸椎・仙骨を棒につけ，この位置関係を変えないようにスクワットを行う．棒と下腿の線が平行になるように練習する

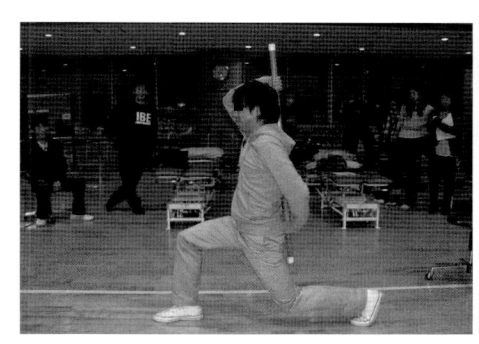

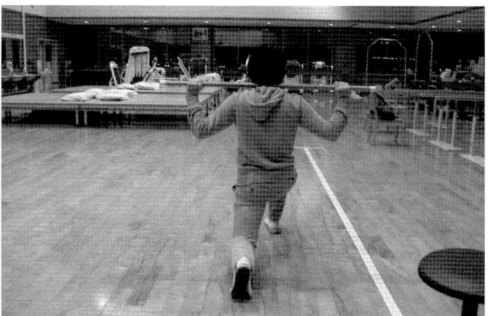

a. 後頭部・胸椎・仙骨を棒につけ，この位置関係を変えないようにランジングを練習する

b. 棒を進行方向に直角に保ち，体幹が回旋しないようにランジングを練習する

図42　棒を使ったランジング

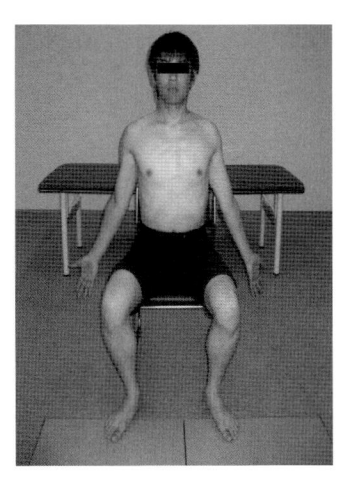

①椅子に浅く座り顎を引く
②骨盤を真っ直ぐにし，正しい前弯を維持
③両脚は開き，つま先が外に向くようにし，両手を軽く開いて手のひらが前に向くように肩関節外転・外旋
④胸骨をなるべく前方に出すようにして胸を張る
⑤このポジションを維持しながらゆっくりと深呼吸を横隔膜呼吸で3回行う
⑥身体の力を抜きリラックスする
⑦1時間に1回，頭部前方姿勢，胸椎中部機能不全，腰椎の後弯ストレスをリセットする

図43　ブルガー姿勢矯正法

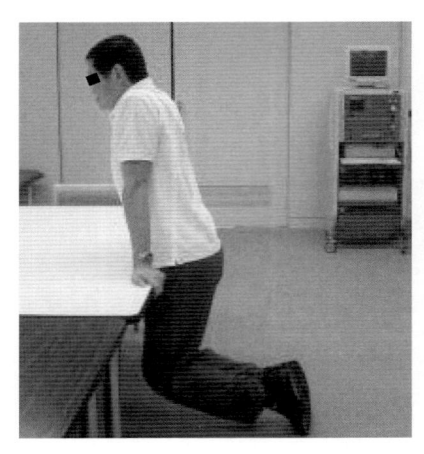

腰椎にかかる重力ストレスをリセットする．椅子や机を利用し手で体重を支えて下肢の力を抜き，20秒間保持3回を，2時間に1回行う．

図44　マリガンによる自己牽引法

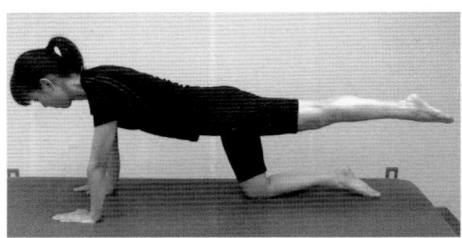

a. 四つ這い下肢挙上（2000～2300N）　　b. 四つ這い上肢・下肢挙上（約3000N）

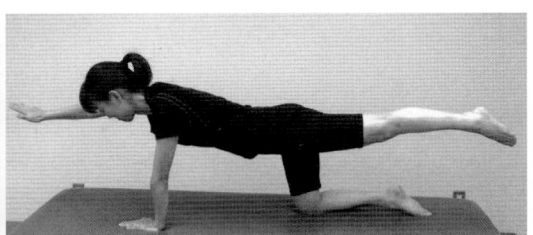

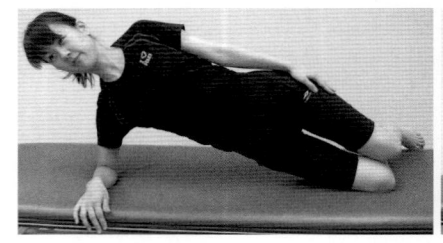

c. 膝で立つサイドブリッジ（2000N）　　d. 足首で立つサイドブリッジ（2600N）

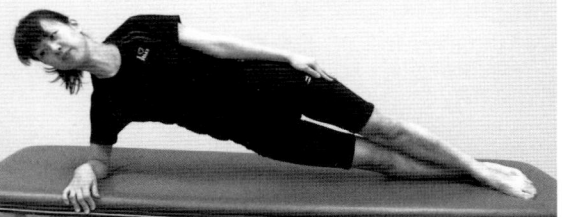

図45　運動の種類と腰椎にかかる圧縮力①—安全な運動

PT まとめ

　腰痛症の治療は，痛みによる二次的な活動性の低下を最小限に予防することと，個々の患者に対して腰痛のリスク要因を評価し，再発予防のための治療・指導が重要である．理学療法は物理療法や徒手理学療法などの受動的な治療で終わってはいけない．また，画一的な体操療法を提供するのではなく患者に合わせたオーダーメイドの治療が必要である．腰痛の原因はさまざまであり，関

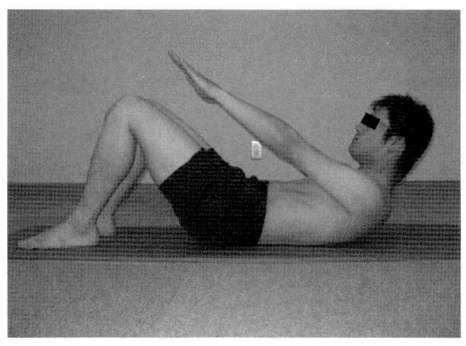

a. 腹筋運動（下肢屈曲：3350N，下肢伸展：3500N）

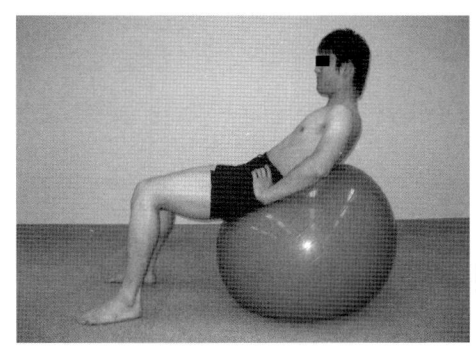

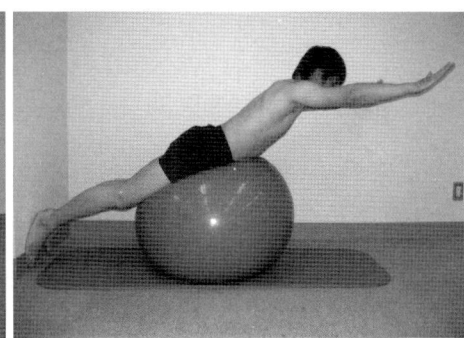

b. バルーン上での腹筋（4000N）　　c. スーパーマン（4300N）

図46　運動の種類と腰椎にかかる圧縮力②—注意を要する運動

表13　安定化トレーニングの変動因子

- 強度：1反復最大値（1RM）の50％未満
- セット数と反復回数：1セット6回程度から開始し，12回まで増やす
- 静止時間：1～2呼吸（6～10秒間）
- フォーム：正しいフォームでゆっくりと行う
- 頻度：毎日1～2回
- 期間：慢性痛疾患者の運動パターンを再教育するには3カ月必要

節・靱帯・筋・神経など局所的な原因を求めて治療を行ったとしても一時的には改善するが，すぐに再発をすることはよく経験する．腰痛の原因が股関節や頸椎，胸椎など，他の部分の機能障害に関連していることが多く，治療においては全身の静的・動的アライメントやマッスルインバランスの評価が必要である．また，生活習慣を改善することが再発予防には重要であり，自己管理法などの教育的アプローチも必要である．

文献

1) 青木一治，他：腰痛症の理学療法における運動制御・学習理論の応用．理学療法　26：826-834，2009
2) 伊藤俊一，他：腰痛症治療における理学療法のシステマティックレビュー．理学療法　23：888-902，2006
3) McKenzie RA（著），鈴木信治（監訳）：McKenzie 腰痛治療法．医歯薬出版，1985，p2
4) Sahrmann SA（著），竹井　仁，他（監訳）：運動機能障害症候群のマネジメント．医歯薬出版，2005
5) Craig L，他（著），菊池臣一（監訳）：脊椎のリハビリテーション—臨床マニュアル上巻・下巻．エンタプライズ，2008
6) Page P, et al：Assessment and Treatment of Muscle Imbalance. Human Kinetics, Champaign, 2010, pp43-55
7) Cantu RI, et al：Myofascial Manipulation—Theory and Clinical Application. Aspen Publishers, Maryland, 1992, pp83-84
8) Kendall FP，他（著），柏森良二（監訳）：筋・機能とテスト—姿勢と痛み．西村書店，2006
9) Key J：Back Pain A Movement Problem. Churchill Livingstone, Edinburgh, 2010, pp219-263
10) Darnell MW：A Proposed Chronology of Events for Forward Head Posture. *J Craniomandibular Pract*　1：49-54, 1983
11) Kubalek-Schröder S：Funktionsabhangige Beschwerdebilder des Bewegungssystems. Springer, Berlin, 2004
12) Liebenson C：Mid-Thoracic Dysfunction A Key Perpetuating Factor of Pain in the Locomotor System. *Dynamic Chiropractic*　19：19, 2001
13) Brügger A：Lehrbuch der funktionellen Störungen des Bewegungssystems. Brügger, Zollikon, 2000, p150
14) Norris CM：Muscle Imbalance and the low back. *Physiotherapy*　81：127-137, 1995
15) 世界の腰痛ガイドライン：http://www.tvk.ne.jp/~junkamo/new_page_602.htm
16) Kool JP, et al：Increasing Days at Work using Function-Centered Rehabilitation In Nonacute Nonspecific Low Back Pain：A Randomized Controlled Trial. *Arch Phys Med Rehabili*　86：857-864, 2005
17) 荒木　茂：マッスルインバランスの考え方による腰痛症の評価と治療．石川県理学療法　11：3-11，2011
18) 荒木　茂，他：DVDマッスルインバランスの考え方による腰痛症の評価と治療—過緊張筋の抑制テクニックと弱化筋の活性化エクササイズ．ジャパンライム，2011
19) 荒木　茂：非特異的腰痛に対する運動療法．理学療法　28：1366-1374，2011
20) Mulligan BR（著），藤縄　理，他（訳）：マリガンのマニュアルセラピー原著第5版．協同医書出版，2007

第2章

臥薪嘗胆

私の歩み

臥薪嘗胆：目的のために苦労を重ねること

昔の中国からきた言葉．「ある王は薪の上に臥せて，またある王は熊の苦い胆をなめて復讐心を忘れず，ついに仇をとった」という．

理学療法士バカ一代

PT 堺市下宿人連盟（学生生活）

　1975年4月，国立療養所近畿中央病院附属リハビリテーション学院（以下，近畿リハ）に入学した．その当時，筆者の周囲でその学院の存在を知る人はまったくいなかった．理学療法士という名称もあまり知られていない時代で，入学してくる者は理学療法士という職に関して意識の高い人が多かった．社会人からの入学も多く，世間知らずだった筆者にいろいろ教えてくれた．

　筆者は地方から大阪に出てきて，はじめての一人暮らしですべてが新鮮で珍しかった．そのころは，いわゆる下宿といわれる一つ屋根の下に一部屋を借りて住むようなところが多かった．トイレや台所は共同，風呂は銭湯である．「三畳一間の小さな下宿……」と，1970年代に活躍したかぐや姫の「神田川」という曲が流行していたころで，下宿している学生が集まり「堺市下宿人連盟」と称して堺市の大阪府立刑務所の近くの筆者の部屋にいつも集まっていた．インターネットも携帯もカラオケもない時代で，娯楽といえば酒を飲むこと．近畿リハの同級生には，故辛島修二氏（元吉備国際大学教授），林　寛氏（現彦根中央病院；知る人ぞ知るノルディック・システム・インストラクター），大阪府立盲学校の学生だった故大原昌之氏（元大津赤十字病院技師長）など，強烈な個性の持ち主ばかりであった．お互い下宿生活で，金さえ入れば酒を飲み夜遅くまで語る．今では信じられないかもしれないがフォークギターを弾いて歌う．リハビリテーションや理学療法についてはもちろん，障害者の問題，差別，学生運動，革命など，いろいろなことを議論し，ときには取っ組み合いの喧嘩も起こる．いつも筆者の部屋が宴会場となり，鍵はかけていないため帰ってきたら誰かがコタツで寝ているということもしばしばあった．今思えば，ベニヤ板1枚隔てた隣の住人，向かいの住人にさんざん迷惑をかけたに違いない．筆者は石川県から奨学金をもらっていた．今のように車を持っている学生はほとんどいなかったし，もちろん携帯はないのでお金のかからない生活．移動は自転車，風呂は銭湯，掃除はしない．服はめったに買わない．お金の使い道は，ほ

とんど酒か食費だった．学費は無料で教科書も確か支給された，そんな時代だった．

そもそも理学療法の本があまりない時代だったので，授業はそのころ「青焼き」といわれた手書きのプリントがよく使われた．パワーポイントはなく，ビデオもなく，授業は先生の板書を一所懸命にノートに書く．このノートが試験の時の頼みの綱で，それ以外にない．

学院の専任教員以外にも外部講師の先生が多く来ていた．基礎医学は大阪大学，大阪府立大学，大阪市立大学などからの一流の講師陣，理学療法専門科目はボバースアプローチで有名な紀伊克昌氏（現森之宮病院），アメリカから帰国したばかりの奈良勲氏（現金城大学），また同じくアメリカから帰国され星ヶ丘厚生年金病院リハビリテーション部長に就任されたばかりの博田節夫氏（現博田理学診療科院長）など，今思えばすごい講師陣に恵まれていた．なかでも奈良氏のイメージは強烈だった．学校の先生というのは威厳のある服装というのが世の中の常識であるが，ジーパン，トレーナー姿，ときにはアメリカで使われていたらしい囚人服で教室に現れる．竹刀を持っていて眠ろうものなら喝が入る．教科書はほとんど関係なく，哲学，人間性の課題を独特の口調で語る．ある時は突然英語で授業を行う．博田氏には義肢装具を指導してもらったが，資料はカリフォルニア大学ロサンザルス校（UCLA：University of California, Los Angeles）で講義をされていた時の英語のものばかり．板書もほとんど英語で書かれる．紀伊氏は独特の発音による英語の専門用語ばかりの講義．やはり板書は英語ばかりが並ぶ．教科書もないためノートをとるのに必死で，授業を休んだらついていけなくなる．学生時代は授業以外の時間には酒も飲んだが，集まって勉強会もした．

丁稚奉公（臨床実習）

当時は実習の単位が非常に多く，1年生で見学実習1週間を3カ所，2年生で評価実習3週間を3カ所，3年生で治療実習8週間を4カ所で行った．そのため，3年生は4月に実習が始まり11月ごろまで実習に出ているので，ほとんど学院にいない．今の学生とは比べものにならないくらいの期間が実習の単位になっていた．

しかし，そのころの実習は今の実習とはまったく違っていた．現場では理学療法士の数は少なく，理学療法士一人が担当をする患者さんが非常に多い時代で，実習生は貴重な労働力として期待されていた部分もあっただろう．実習指

導者の助手として働く「丁稚奉公」のようなものであった．毎日実習レポートを書かせる習慣はない．ケースレポートが1つか2つというところが多かった．それも長いレポートではなく簡潔に書くように言われていた．ほとんどの現場の理学療法士は患者さんの治療に忙しく，「レポートなど誰が読むんだ！」という雰囲気であった．実習生は職場に朝一番に行き，お茶の準備をする．職員のカップやコーヒーにミルクを入れるか砂糖を入れるかまで全部覚えた．それから水治療の準備を行う．ハバードタンク（Habbard tank）や渦流浴にお湯をはり，患者さんが来る時間に合わせてお湯の熱さを加減しておく．次にホットパックの準備を行い，枕や訓練用具を整理し患者さんを迎える．理学療法室に立っていると実習指導者から声がかかる．「おーい，がくせーい！」と名前ではなく「がくせーい！」と声がかかる．「ホットパック腰1丁，肩2丁！」と言われると「へーい！」てな感じで，すぐさま準備して患者さんのところに持っていく．そこで時間をみておいて15分くらい経ったらホットパックを取りにいく．自分の担当患者さん以外の時間は，ほとんど職員の手伝いをする．ぽーっと立っていると，すぐに次の指示がくる．慣れてくると実習指導者の動きがわかるので，先回りして平行棒の高さを患者さんに合わせておいたり，装具を準備したりして「この患者さんの装具は私がはかせておきます」「この患者さんの歩行訓練は私がみておきますので，先生はあちらの患者さんを……」という具合に言われる前に予測して行える．こうなるとけっこう重宝がられ，患者さんや実習指導者の役に立っていると思うことが非常に嬉しかったものだ．実習も8週間となると最後のほうはある程度患者さんを任される．「新患の評価しといてくれ」「この患者さんの徒手筋力検査（MMT：manual muscle testing）やっといてくれ」というふうになると，職場の一員のような顔をして，あとからきた実習生に指図できるようになる．そして，1日の終わりには理学療法室の後片づけ，掃除，ハバードタンクや渦流浴を洗って，ホットパックのタオルを平行棒に干し，鍵をかけて帰るというのが，実習生の姿であった．

　そのころは，患者さんは多かったが今と違いあまり夜病院に残る人はいなかった．実習生へのフィードバックなどという習慣はなかった．その代わりに帰りにはよく飲みに連れていってもらった．また当時は，特例試験で理学療法士の資格をとった年配の人がいて，たいていの人は酒好きでいい人が多かった．帰り道に待ち伏せして「先生，今お帰りですか？　偶然ですね，私も同じ方向で……」とついていくと「ちょっと寄っていくか」という具合に，その日の酒と夕食にありつける．実習期間が終わると職員のみなさんは「国家試験がんばれよ！」と激励してくれた．患者さんは泣いてくれた．筆者のような者でも患者さんは感謝してくれる．8週間の苦労が報われたような気がしたものだ．

すべて順調ということはないが，3年次には1期目の関西ろうさい病院，2期目の大阪鉄道病院，3期目の有馬温泉病院，4期目の東大寺整枝園と4カ所の実習を経験した．多くの指導者，先輩や患者さんに恵まれ，厳しかったけれども自分の人生の中で貴重な期間であった．そのころの実習指導者には，今でも頭が上がらない．その中でも今思えば一番きつかったのは有馬温泉病院だった．その当時は奈良氏，吉尾雅春氏（現千里リハビリテーション病院）がいたころで，筆者はこの2人に指導を受けた．有馬温泉病院は国定公園の山の中にあり，学生は病院の言語療法室に寝泊まりしていた．この時は今までの人生で一番レポートを書いたと思う．8週間「虎の穴」に入れられたようなものだった（注：虎の穴については漫画『タイガーマスク（梶原一騎）』参照）．食事は3食病院食で禁酒禁煙を命じられていた．しかし，時効だから書くが一緒に実習していた同級生の林氏と夜病院を抜け出し，山道を下り有馬温泉街まで酒を買いに走ったものだ．また，言語療法室のバーカウンターに置いてあった医師の高いウイスキーを飲んで代わりにニッカウイスキーを瓶に入れてごまかしたのは筆者たちでした．すみません……．有馬温泉病院では，奈良氏が提案した実習ノートを毎日書くことが始まっており，ほとんど夜はこの実習レポートを書いていた．ただし，勤務時間外にフィードバックと称して長々と説教をされることはなかったし，徹夜しなければレポートが書けないということもなかった．スーパーバイザーであった吉尾氏は，筆者の何枚も書いた手書きの実習レポートを毎日朝のうちに目をとおし，赤ペンでていねいに返答してくれた．そして，必ず治療が始まる前に返してくれる．その後，筆者がスーパーバイザーになった時には吉尾氏のまねをして，実習生のレポートは必ず朝のうちに目をとおし，治療前に返すことを心がけた．この実習での経験は中枢神経疾患の理学療法に興味をもち，のちの就職にも大きな影響を与えた．実習が終わって合格の評価表をもらった時には，自分がすごく成長したような気持ちになった．実習が終わって帰る時に，悪友の林氏と技師室の黒板に次のような短歌を書いて走って帰ったのを覚えている．

後脚で砂かけ走る馬二つ，実習も過ぎてしまえばお尻てんてん

　今考えればふざけたふとどきな実習生だった．
　いまだに理解できないが，3年生の治療実習は4カ所とも，前述の林氏とペアであった．他の同級生は1期ずつペアが変わるのに……．当時の学校側の意図は不明だが「この2人を実習に出せば，どこかで問題を起こして返品になるに違いない」と考えていたのかもしれない．今の筆者からは想像がつかないだ

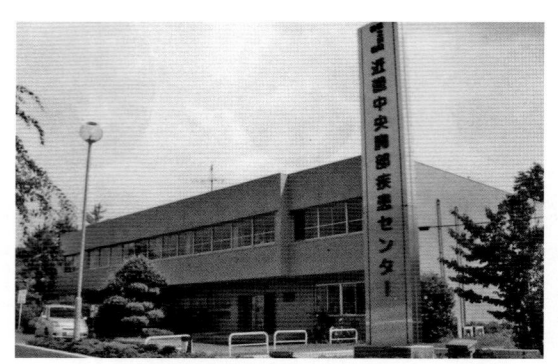

図1 国立療養所近畿中央病院附属リハビリテーション学院（現在は近畿中央胸部疾患センター）

ろうが，そのころ林氏と筆者は決して真面目な学生ではなかったし，人相も悪いし，態度もあまりよいほうではなかった．しかし，大多数の予想に反してすべて延長もなしに合格して帰ってきたのである．

　一学年は定員20名だったが，入学時は13名，留年などで入れ替わりが多少あり，卒業した時は理学療法学科の3期生は14名だった．なお，国立療養所近畿中央病院附属リハビリテーション学院（**図1**）は2008年に閉校となってしまっている．

実技試験のあった国家試験

　3年生の臨床実習が終わると学院に戻るが，ほとんど授業はなく，卒業論文をまとめて発表する準備にとりかかる．国家試験の対策は，特に学院では授業としては組まれていない．同級生が集まって自主的にグループ学習を行っていた．過去の問題をそれぞれ割り当て，回答だけでなく解説をつけてB5 1枚くらいにして発表するようなことをやっていた．まだ当時は，国家試験に実技試験があった時代である．1次試験は筆記試験が3月にあり，それに合格すると就職してからになるが5月に実技試験があった．

　筆者は1次試験には無事合格し，就職してから2次試験を受けに大阪に行った．みんな緊張して順番を待つ．試験官は理学療法士で，3つのセクションを回る．筆者は運動療法が奈良氏（当時有馬温泉病院），物理療法が田口順子氏（当時神奈川県リハビリテーションセンター），義肢装具が故山下孝昭氏（当時兵庫県リハビリテーションセンター）であった．

実技試験は準備のしようがない．どんな質問が出るかも予想ができない．今ではあまり記憶がないが，「固有受容性神経筋促通法（PNF：proprioceptive neuromuscular facilitation）のパターンをモデルで実技を行ってみなさい」とか，「失調歩行をやってみなさい」という質問，さらに大腿義足をみせられて名称や異常歩行についての質問をされたように思う．この実技試験は知識だけでなく演技力も必要であった．この実技試験で落ちる人も多かった．しばらくしてこの実技試験は廃止されることになる．実技試験を知っている理学療法士は非常に少ないだろう．合格発表はメールもインターネットもない時代で，勤務中に学院からの電話で聞いたと記憶している．

猪鍋につられて就職

　前述したが，3年生の臨床実習先の有馬温泉病院で，その当時指導していただいたのが奈良氏，吉尾氏であった．その時から中枢神経疾患の理学療法に魅力を感じ，これからは神経生理学的アプローチだと思った．そこで，中枢神経疾患の理学療法を専門としている神奈川県リハビリテーションセンターの一施設である七沢老人リハビリテーション病院（現七沢リハビリテーション病院脳血管センター）へ1978年に就職した．

　実は，就職の動機はそれだけではない．理学療法士は希少価値で引っ張りだこという時代．多くの募集が学院の掲示板に張り出されていたものである．就職の勧誘も多くあった．国家試験対策の勉強をしているころ，七沢老人リハビリテーション病院の故村井三義理学療法課長が就職説明にきて「七沢病院に見学にきてくれたら丹沢の猪鍋食べさせてやるぞ」と言った．お調子者の筆者は「行きます！」と手を上げた．七沢老人リハビリテーション病院は2期生の先輩が2人就職していたので心強い．そんなことも手伝って，ある日神奈川まで見学に行った．伊勢原の駅に2期生の大木みすず氏（旧姓），藤本浩二郎氏，それから国立療養所東京病院附属リハビリテーション学院卒業で筆者と同じ石川県出身，のちにお世話になる清光至氏が迎えにきてくれた．その夜は七沢荘という温泉旅館で鍋をごちそうになった（猪鍋ではなかったが……）．村井課長をはじめ，みんないい人たちばかりだった．翌日簡単な面接を受け，その時に七沢老人リハビリテーション病院の福井国彦副院長にお会いした．そのころは横山巖院長も勤務していた．二人とも教科書に出てくる超有名な先生であった．ここまできたらとても断る勇気はない．鍋もごちそうになったし……，おまけに帰りは黒塗りの運転手付き公用車で駅まで送ってもらい，大阪からの交通費ま

でも支給された．

　いまさら言えないが，実は石川県から奨学金をもらっている身．卒業したら石川県に就職することが条件になっていた．そこで石川県に連絡し，「新卒で理学療法士の少ない石川県に戻るのは自信がないので，神奈川で少し研修してから戻りたい」と奨学金の猶予をお願いした．石川県から2年程度という約束で延ばしてもらった．こんないきさつもあり，たった1回の就職活動で就職が決まった．

PT 悩める新人理学療法士

　神奈川県リハビリテーションセンターは，厚木市の丹沢の山の中にある全国でも有数の総合リハビリテーションセンターである．本厚木駅からバスに乗って山に入り登っていくと，突如開けて大きなお城のようにみえる．その中に2つの病院，さまざまな関連施設が建ち並び，多くの職員が働いている．新卒の筆者はここで働けることがとても誇らしかった．

　七沢老人リハビリテーション病院には筆者と同期の新人理学療法士が計5名配属された．筆者以外に国立療養所東京病院附属リハビリテーション学院から3名，徳島県立盲学校から1名であった．

　筆者は敷地内にある職員寮に入り，そこから通勤することになった．その当時は理学療法士が20名以上もいる病院は全国でも数少なく，しかも同期に5人も入るなんてところは珍しかった．最初は新人研修で1週間くらいスーツを着て組織や施設の事業などの研修を受ける．その後，病院に配属となる．誰でもそうであろうが，新しいところで居場所をみつけるのには時間がかかる．実習生とは違い今度は給料をもらう立場．筆者が新人研修を受けている間，先に実習生がきていたので実習生のほうが先輩にみえた．脳血管障害のリハビリテーション専門病院なので，最初の担当は片麻痺の患者さんになった．今でもその患者さんの名前も顔もはっきりと覚えている．しかも，先輩理学療法士が今まで治療していたのを引き継ぐ形で筆者が担当になった．実習の時とは違い，すごいプレッシャーに襲われた．先輩の目，実習生の目，回りの患者さんの目……．全部が自分の治療場面に注がれているようなそんな感覚になる．

　8週間4カ所も実習病院を回ったから，すぐに臨床に間に合うだろうと思っていたが甘かった．実習の時は実習指導者の傘の下にいたからにすぎない．病棟との連絡，他の職種との連絡調整，カンファレンス，報告書，保険請求など，いろいろなことが肩に重荷となって降りかかってきた．もちろん職場で指導し

てくれる教育係の理学療法士が面倒をみてくれたが，その人も治療で忙しい．学生のように，なんでもかんでも教えてもらうわけにはいかない．無知を知られるのも怖い．とにかく，見よう見まねでついていくしかなかった．

5月病

　新人には5月病というものがある．学生時代と社会人との急激な環境の変化に疲弊してしまうのが5月である．そのころ筆者もだんだん回りから落ちこぼれているような感じがしてきた．筆者のような新人に受け持たれた患者さんに対して申し訳ないという気持ちがわいてきた．

　七沢には病院の下に焼き鳥ななさわという飲み屋がある．そこには病院関係者や近所の鉢巻きおじさんがよく飲みにくる．筆者も常連の一人だった．ある時，飲みに行って先輩に愚痴をこぼした．「私のような新人に担当された患者さんに申し訳なくって，限られた時間しかないのに先輩に治療してもらったほうがよいと患者さんは思いますよね」．すると「ばかもの！」とその先輩に怒られた．「新人が知識・技術がないのは当たり前のことだ．知識・技術がなければ誠意でがんばれ！　患者さんをよくしたいという気持ちがあれば，患者さんは絶対に信頼してくれる．その気持ちは先輩にも負けないだろ？」．その時，筆者は何かやれそうな気がした．自分は自分でしかない．いくら背伸びしても実力はすぐにはつくはずがない．少しずつでも勉強して今の患者さんに答えなくてはいけない．これは誰の責任でもない自分の責任だ．「誠意をもって治療する」．今の自分にできることはこれしかない．その先輩の指導は今でも忘れられない．

　焼き鳥ななさわでは，いろいろな職種の人と話をした．そこでは，だれもがすぐに友達になる．カウンターが円形になっていて「あちらのお客さんにビール1本やってくれ」とおごってもらったりする．医者だったり，指導員の人だったり，農業の人だったり，そこではみんなわいわいと盛り上がる．余談だが，七沢老人リハビリテーション病院を退職する時に，焼き鳥ななさわの常連客一同から額に入った寄せ書きをもらった．焼き鳥屋のお客さんたちから寄せ書きをもらったのは，筆者だけかもしれない．職場でも職場の外でも，多くの人々に説教されたり，はげまされたりしたおかげで頑張ることができたのかもしれない．

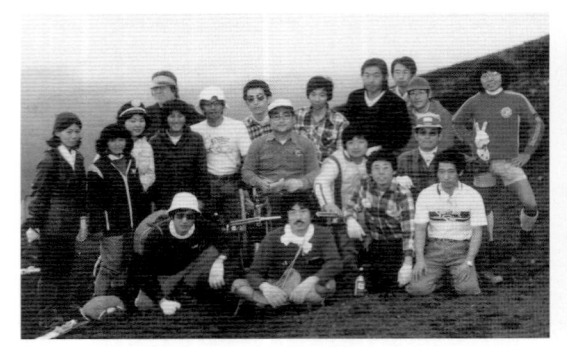

図2 脊髄損傷の人の登山用車いす「かたつむり2号」とサポート隊
メンバーはリハビリテーション工学研究員，理学療法士，作業療法士，言語療法士，看護師，臨床心理士，薬剤師など，いろいろな職種が集まった

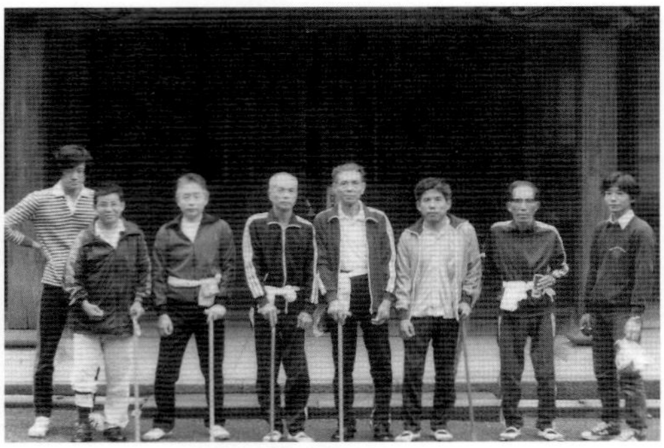

図3 土曜日はよく患者さんのグループをつくり屋外訓練に行った
この写真は日向薬師という寺まで山道を歩いて行った時のもの．理学療法士と病棟看護師が同行する

第2のリハビリテーション学院

　多くの先輩理学療法士に囲まれ，治療技術だけでなく，酒，宴会芸といろいろと修行した．病院の仕事以外にも，さまざまな経験ができた．1979年には車いす富士登山隊に参加した．「かたつむり2号」という脊髄損傷の人が乗る車いすで頂上まで登るという企画のサポート隊として参加し，登頂に成功してみんなで頂上で万歳したことは今でも忘れられない（**図2**）．これが縁で，神奈川リハビリテーション病院のリハビリテーション工学の人たちと知り合いになり，よく飲みに行った．

　また，富田昌夫氏（現藤田保健衛生大学）がスイスから帰ってきた時で，いろいろな新しい話も聞けたこと，毎晩酒を飲んで医師，理学療法士，作業療法士，言語聴覚士はもちろん，検査技師，放射線技師，事務の職員の人などいろいろな職種の人と議論を交わしたこと，病棟の看護師さんによく夕飯をごちそうになったことなど，この時の体験が理学療法士として非常に役に立っている．1年半という短い期間であったが，神奈川リハビリテーションセンターは筆者にとって第2のリハビリテーション学院であった．

　理学療法士にとって，実習施設での体験も非常に大きな影響を及ぼすが，最初に就職した職場の環境は，その後の理学療法士としての成長に非常に重要な要因の一つとなる．神奈川リハビリテーションセンターでは，リハビリテーションスタッフだけでなく伝統的に多職種と交流ができるような環境をつくっていた．例えば，クラブ活動，病院全体の旅行会や宴会，そのような場に参加

することが視野を広げることにつながる．リハビリテーションスタッフだけで職場に固まってはいけない．また，そのころは勤務時間外に勉強会や研究で遅くまで残ることはたまにあったが，残業や学生指導で職場に残る習慣はなかった．筆者は17時を過ぎたら飲み屋に走るか，病院の職員の家で食事をごちそうになるかで，病院に残っていたことはほとんどない．さらにインベーダーゲームが世の中に出たころで喫茶店に行き仲間と熱中したものだ．また，週末はだいたい厚木まで飲みにいくことが多く，夜遅くまでバカ騒ぎをした．今の新人職員をみると朝から夜遅くまでリハビリテーションスタッフと過ごし，20代の大切な時期と多くの時間を病院の仕事にとられているのは気の毒に思える．昔は理学療法士が増員されれば仕事が楽になると思っていたが間違いだったようだ．

PT 忘れられない患者さん

　新人の時に担当した患者さんのことは，いつまでも忘れないという人も多いだろう．筆者もその一人であり，以下はその体験談を筆者が石川県脳卒中友の会ニュース「リハビリ石川」（2003年）に綴った原稿である．

【一期一会】

　私は昭和53年に理学療法士となり，神奈川県の病院に勤務しました．新米理学療法士の私が担当した患者さんはKさんでした．Kさんは42歳，脳血管障害で右半身麻痺になりました．加えて失調症という症状があり，身体が揺れバランスがとれません．Kさんは有名な出版会社のディレクターをしていた方です．右手はまったく使えず，左手で字を書く練習をし，歩行は短下肢装具という金属の支柱が2本ついたごつい靴を履き，一本杖でなんとか歩けるようになり退院しました．退院前に外出訓練ということでバスに乗り町まで出て喫茶店でコーヒーを飲んで，また病院まで帰ってくるという練習をしました．Kさんはとてもあぶなっかしく，バスに乗るのも介助が必要な状態でした．喫茶店に入る時の階段がまた急で，大汗をかきやっとのことでコーヒーにありついたことを覚えています（コーヒーをおごってもらったことは，病院には報告しませんでしたけど……）．

　その後，私は地元に帰り石川県立中央病院に勤務しました．ある時，Kさんから手紙がきました．一目でKさんとわかる，お世辞にも上手とはいえない字です．というのも左手で，しかも失調症の影響でうまくは書けないのです．手

紙には元の職場に復帰しましたとあります．Ｋさんは退院後，復職のために毎日練習をしたそうです．Ｋさんは横浜に住んでいたので東京まで電車で通わなくてはいけません．最初は奥さんと家から最初の電柱まで，次には次の電柱まで，そして駅までと歩く距離を伸ばしていったとのことです．電車の中では大転倒して大騒ぎになったこともあったそうです．元のディレクターではなく資料室勤務とのことでした．

　それから10数年後，またＫさんから手紙がきました．無事定年を迎えましたというお礼の手紙です．元のディレクターのポストにも戻れたようです．手紙の中には入院中に外出訓練で飲んだコーヒーがとてもおいしく感じたそうで，それが忘れることができないとあります．Ｋさんはその時，なんとしてでも復職するという決心をし，なにやら自信が出てきたそうです．私は涙が出る思いでその手紙を読みました．新米理学療法士だった私のことをいつまでも覚えていただいて，20年近く過ぎても手紙をくれたのです．私はＫさんのお役に立つことができ感謝されたのかもしれませんが，逆に私はＫさんから多くのことを教わることができ感謝しています．「一期一会」．出会う人それぞれ，重い人生を背負っているものです．Ｋさんの本当のリハビリテーションは病院を退院してから始まったのです．

　理学療法士と新しい患者さんの出会いというのは毎日くりかえされることであるが，理学療法士の何げない言葉や振る舞いが患者さんに大きな影響を与えることがある．目の前の患者さんを決してぞんざいに扱ってはいけない．患者さん一人ひとりに重い人生がある．筆者は担当した脳血管障害の患者さんが悩んでいる時にＫさんの話をする．患者さんと一緒に悩み苦しむことが理学療法士としての成長につながると思う．

地方の救急病院で一人職場

　1979年10月，神奈川県リハビリテーションセンターに1年半勤務したころ，郷里の石川県で石川県立中央病院（図4）の新築に伴ってリハビリテーション部をつくることになった．石川県からは奨学金をもらっており，猶予期間であった筆者に招集がかかった．同じく神奈川県リハビリテーションセンターに当時勤務していた清光氏とともにリハビリテーション部の開設の準備をすることになった．石川県職員としては初の理学療法士であった．清光氏が就任するまでの半年の間は，446床の24時間救急体制をとる救急病院で若干25歳の筆

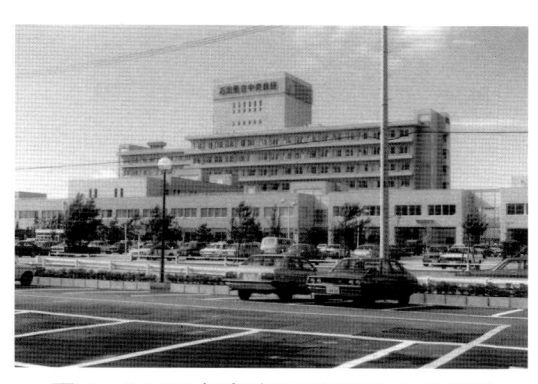

図4　1979年当時の石川県立中央病院

者が理学療法を任された．神奈川県リハビリテーションセンターから地方の急性期病院，さらに一人職場という落差に打ちのめされた．しかも給料も下がった．その当時の基本給は99,800円，スーパーの値札みたいな金額だったのでよく覚えている．そのころは県内に理学療法士は10数名，ちょうど金沢大学医療技術短期大学部が開設されたところで，初代教授に就任した奈良氏に再び巡り会った．そして近畿リハビリテーション学院の先輩である西村敦氏，同級生の辛島氏が大学の助手として就任した．筆者にとっては心強い味方であった．

　リハビリテーション室は，筆者とほかにマッサージ師の人が2人．新しい病院が完成するまで古い2階の1室がリハビリテーション室であった．そこには平行棒が1台，訓練用階段が1台，古い戦争中の病棟ベッドみたいなのが1台，マットが2枚，肋木，滑車，そんなものだった．そのころは，ほとんどの自治体病院のリハビリテーション室は整形外科物療室といわれていた時代で，マッサージ師や柔道整復師の人たちが主に物理療法やマッサージを行っていた．まだまだ地方ではリハビリテーションという考え方は普及していなかった．

　理学療法士もマッサージ師も患者さんにはわからない．ある時，ベッドサイドで関節可動域（ROM：range of motion）エクササイズをしていたら，大部屋のほかの患者さんから「おーい！　あんちゃん！　わしの腰ももんでくれ」と声がかかった．理学療法室には患者さんが好きな時間に来る．時間を指定しても，看護師は処置や回診が優先で手の空いた時に連れてくる．スケジュールなんてあってないようなもの．患者さんのシーツ交換時には「病室にいないでリハビリにでも行ってきて」と言われる．「リハビリにでも」の存在だった．少し前までの理学療法士がちやほやされていた巨大リハビリテーションセンターからのこのギャップは，すっかり筆者をへこました．

　医師や看護師に「理学療法士とは，リハビリテーションとは」と，ことあるごとに説いたが，「これからリハビリテーションは重要ですね……」と口では

言ってもらっても腹の中では「この若造に何ができる……」という感じである．石川県立中央病院初の理学療法士と鳴り物入りで入ってきたが，病院はそんなに甘くはない．吠えれば吠えるほど孤立した．

PT 近道は患者さんを変えること

　リハビリテーション部の部長は山田浩整形外科部長（後に石川県リハビリテーションセンター初代所長になる），副部長は木村明脳外科医長，吉野公明神経内科医長だった．山田先生は，いつも筆者の愚痴を聞いてくれた．整形外科の宴会には，いつも呼んでくれた．木村先生，吉野先生は世間知らずの筆者に病院というもののしきたりをよく説いてくれた．そして，脳の解剖，CTの見方など熱心に教えてくれた．偉そうなことをいう生意気な若造である筆者に静かに説教してくれた．「あなたが神奈川でみてきた脳卒中の患者さんは，脳卒中の中のほんの一部の患者さんです．ライオンのしっぽをみて，これがライオンだと言っているようなものです．この病院に来る脳卒中患者さんは亡くなっていかれる人も多くいますし，リハビリをしなくても歩いて帰る人もたくさんいます．病院は戦場なんです．もっと広い目で病院の動きをみなさい」．この先生たちのおかげで筆者は理学療法士を続けることができた．

　病院を変わって「前の病院ではこうでした……」というのは最も嫌われる．筆者はいつもこの言葉を連発していた．そんな話は受け入れられるどころか反対に避けられる．

　一方で，だんだん患者さんの数が増えてきて忙しくなってきた．急性期病院なので急性期の脳卒中患者さんが多く，頸随損傷，脊髄損傷など重度な人が理学療法の処方が出て，軽症な人は病棟で看護師が訓練する．そのうち，いつもリハビリテーション室が満員という状態になった．そのころは重度な患者さんには家政婦さんか家族が付き添っていた．そして，看護学生が手伝ってくれる．筆者は家政婦さん，家族，看護学生に患者さんが行う訓練を指導した．部屋が狭いので歩行訓練は廊下で行う．今まで臥床期間が長かった脳卒中患者さんの早期離床が始まった．家族のかけ声，看護学生の励ましの声，いつの間にかリハビリテーション室は笑い声やかけ声でにぎやかなところになった．患者さんもリハビリテーション室に行くのが楽しみになって午前も午後もやってくる．今のように単位なんて関係ない．なかには回診をさぼってリハビリテーション室にくる患者さんもいた．看護師が忙しくて連れてきてもらえない時には，患者さん同士が助け合って送ってきてくれる．患者さんが変われば看護師も医師

も事務も変わる．口ばかりで変えようとしてもだめだ．結局，患者さんのために働くことが周囲を変えることになる．

　ある夕方，リハビリテーション室の廊下でぼんやり夕日を眺めている夫婦がいた．みれば退院した患者さんである．「どうしたんですか？　こんなところで」と聞くと，その夫婦は「退院してから辛いことがあるとここにきて，以前リハビリでがんばっていたことを思い出すんですよ．そうしたらまたがんばろうって気になれるんです……」．病院のリハビリテーション室は，退院してからも患者さんの支えになっているんだと報われたような気がした．この脳卒中の夫と介護する奥さんは入院中，夕方まで毎日，毎日リハビリテーション室前の廊下を2人で歩く練習をしていた．「いち，にー，さーん……」というかけ声がいつも暗くなるまで続いていたものである．筆者のほうが患者さんたちに何度も励まされ，勇気づけられた．

PT 新館オープン

　1980年8月に石川県立中央病院新館が完成し，同時に脳血管救命救急センターがオープンした．新病棟も順次オープンし660床になった．その当時としては県内で1番広い理学療法室に患者さんが1日80〜100人くる．理学療法士は清光氏と筆者の2人．毎日，毎日，理学療法室と病棟を駆け回り，その疲労とストレスで夜は酒，酒，酒となった．酒で動いていたような時代だった．清光氏は鉄人のような体力の持ち主で，呼吸器の理学療法，糖尿病の理学療法，さらには未熟児の理学療法と理学療法の対象を開拓していった．その当時は土曜日も半日勤務の時代だったが，土曜日の午後は病棟での理学療法，日曜日は交代で集中治療室（ICU：intensive care unit）などで呼吸器の理学療法を行っていた．月月火水木金金で駆け回り，夜はやはり酒，酒，酒．その当時から365日理学療法を実施していた．この努力が周囲に認められてか，理学療法士も徐々に増え8名になった．理学療法士は増えたが，仕事もそれを上回るように増えた．今から考えるといつも走りながら考えていたような状態で，決して理想的な理学療法を提供できていたわけではない．5人くらいの患者さんを同時にみていることが普通であった．外来の脳卒中患者さんは，ほとんど自主トレ．整形外科の人工関節・骨折患者さんも最初は指導し，その後はほとんどは自主トレが当たり前．急性期の重度な脳卒中，脊髄損傷，頸髄損傷，切断などの患者さんに時間をさかねばならなかった．また，胸部外科の術前・術後の理学療法の処方が出るようになり理学療法室での治療の合間にICUや病棟に行き

ベッドサイドでの呼吸理学療法，さらには新生児特定集中治療室（NICU：neonatal intensive care unit）での未熟児の評価と母親の指導を行い，午後5時過ぎから急性期のベッドサイドを回る．受け持ち患者30人というのは当たり前のことで，理学療法士が1人休むとベッドサイドの患者が10名以上ということもよくあった．今の回復期リハビリテーション病棟のようにマンツーマンで1時間というような状況にはほど遠い．これでよく事故が起こらずやってこれたものだ．

そういう状況だったので，長期間外来通院している脳卒中患者さんは打ち切りにしたいと思っていた．ある時，脳外科で長期間外来通院している患者さんに「そろそろ外来の理学療法は終了してもいいのではないですか？」と話した．患者さんにはショックだったようだ．しばらくして脳外科外来から電話がかかってきた．みんな恐れる石黒修三脳外科部長からであった．「あなたたちは目の前の患者さんがプラトー（plateau）と言っていなくなればいいかもしれないが，俺たちは一生その患者さんをみるんだ！　忙しいを言い訳にするな！」と電話で怒鳴られた．

「忙しいを言い訳にするな！」．この言葉は非常にこたえた．そのころの脳外科の医師は脳血管救命救急センターがオープンし，24時間体制で患者の診療にあたっていた．もちろん脳外科の医師は少なかったので，研修医はほとんど家には帰れず，病院に住み込みのような状況だった．深夜の手術も当たり前であった．筆者の忙しいなんて，まだまだ甘い．患者さんの次の行き場がない状況で外来を打ち切ったら，その患者さんの問題解決にはなっていない．自分の都合だけで患者さんのことを考えていなかった．本当に恥ずかしい．

脳外科のカンファレンスは，セラピストの間では「お白洲」といって恐れられていた．どんなに忙しくとも週1回午後3時から行われる．前述の石黒先生，担当医，研修医，看護師長，担当看護師，ケースワーカー，それから担当セラピストが出席する．報告書はA4の紙1枚．担当医の所見から始まり看護師，セラピストが順次報告する．石黒先生の情け容赦ない質問が飛ぶ．担当医には診断・治療方針について報告をさせ，ときには怒鳴る．「何をやってるんだ！患者を殺す気か！」．ある時，研修医が疲れているのか居眠りをした．石黒先生はその研修医にカルテを放り投げた．「意見がないなら外来に行って診療していろ！」．こんな具合だからいつも緊張した空気が張り詰めている．セラピストたちにも真剣に質問する．「あなたの考えるゴールはなんだ！　根拠はあるのか！」．石黒先生は脳外科医としてリハビリテーション部を非常に期待してくれていた．「ベッドサイドでは患者のことがわからない」と言われて，他科ではやっていないリハビリテーション室での回診を始めた．あれから30年以上経っ

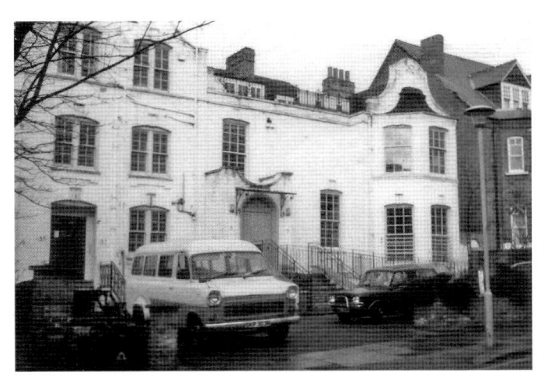

図5　1980年ごろのロンドンのボバースセンター

たが，今でも石黒先生と年賀状のやりとりは続いている．

　石川県立中央病院では誰かが落ち込むと誰ともなく「今日片町に行こか！」ということになる．片町は金沢の繁華街である．みんな付き合いがいい．そして，夜遅くまで大騒ぎしながら酒を飲む．それがストレス解消法になっていた．

ボバース夫妻の治療をみたい！

　石川県立中央病院では，急性期のいろいろな疾患を勉強することができた．清光氏の凄いところは，こんなに忙しい職場でも学会や研修会にどんどん出してくれた．研修に出る期間は，他の理学療法士で仕事をカバーしなければならないため，みんなで協力しなければならない．筆者はお陰様ですばらしい仲間にも恵まれた．

　そのころは神経発達学的アプローチが盛んであり，筆者も魔法のアプローチであるかのように思っていた．筆者はどうしてもボバース夫妻に会って，この目で治療をみたいと思っていた．1980年ごろ1週間休みをいただいてイギリス観光のパック旅行に申し込んだ．まったくあてはなかったが，一人でロンドンのボバースセンターへ行った（図5）．インターネットもない時代，住所を頼りに地下鉄に乗ってボバースセンターの近くの駅で降りた．そこでタクシーに乗って運転手に住所をみせた．乗ったかと思ったらすぐ到着した．歩いていけるところだった．今から考えてみると無謀なことをしたものである．アポなしで，しかも英語もろくすっぽ話せない不審人物が突然来るわけだから，さぞかしびっくりしただろう．何年も後に気がついたのだが，その時受付をしていたのがブライス氏だった（後にボバースセンターの所長になられる人である）．そ

こで書物を買ったので，ブライス氏のサインが入った領収書を今でも持っている（なんでも鑑定団に出したいくらい）．そのブライス氏にとにかく日本から来たのでボバース先生の治療をみさせてくれと頼み込んだ．無謀なことをしたものである．よくわからないがボバース先生に言ってくれた模様で，「今日はだめなので明日来なさい」との話．「ありがとうございます！」という気持ちであった．次の日の朝早く馳せ参じた．ボバース夫妻は朝玄関で待っていてくれた．ニコニコとした表情で「せっかく来たのだから見学者コースに入りなさい」というような内容のことを言ってくれた．それから日本で紀伊氏のコースを受けるようにと助言をもらった．ボバース夫妻と握手した時の感激は，今でも忘れない．

多くの研修生と一緒にボバース先生の脳性麻痺児の治療を間近にみることができた．周りの研修生は，各国から来ているようで日本人は筆者一人だった．みんな一生懸命にノートをとっている．筆者にはボバース先生の手が魔法のようにみえた．硬くてこわばった子どもの手足が伸びてきて体重を支えたり，リーチしたりできるようになる．本や雑誌では読んだが実際の治療の流れというのはみないとわからないものである．

PT そして，ボバースコースを受講

理学療法士は，どうしても文献の知識に頼りがちであるが，あくまでもそれは知識にすぎない．学生時代に紀伊氏の講義は受けたが，学校の授業であってそれだけでは臨床では何をやってよいかわからない．実習でも見よう見まねでやってきたが，どうもよくわからなかった．そのうち患者さんの数が多くなり，そんなことも忘れていた．自分の治療に何か頼れるものがほしかった．多くの理学療法士が同じ思いをもっていると思うが，日ごろのルーチンワークに流され，いつの間にかそれで満足してしまう．そのルーチンワークだけでもけっこうたいへんで，それに疲れてしまい勉強する意欲がなくなってしまう．

しかし，どうしてもボバースアプローチのコースを受けたいと思っていた．当時は人気のコースで，なかなか受け付けてもらえるかどうかわからなかった．ところが思っていれば叶うもので，星ヶ丘厚生年金病院（大阪府）に勤務していた筆者の親友である大原昌之氏から電話があった．「当院でボバース成人片麻痺コースをするので参加しないか」とのこと．すぐに申し込みをお願いした．大原氏の官舎に泊めてやるから来いということになり，星ヶ丘厚生年金病院に行った．かつて実習で行ったことがある病院である．筆者にとってはここで貴重な出会いがあった．当時，星ヶ丘厚生年金病院のリハビリテーション

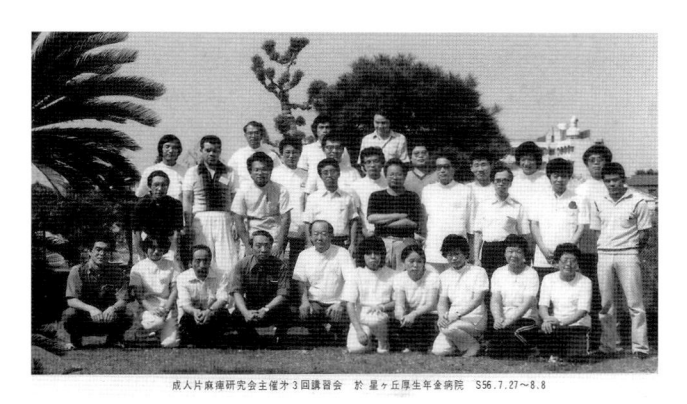

図6　1981年の星ヶ丘厚生年金病院でボバース法成人片麻痺コースの参加者

部長をしていた有川功先生を紹介してもらった．有川先生は石川県の出身で，しかも筆者の自宅の近くに家があるとのこと．実はこの時から現在に至るまで有川先生にはお世話になることとなる．有川先生は整形外科医であるが，理学療法に非常に詳しくいろいろなことを勉強していた．そのころは重度な脳卒中片麻痺患者さんの機能再建術をやっていたが，ボバースアプローチやボイタ法も勉強していた．成人片麻痺コースの参加者は凄い人ばかりで，その時のメンバーは今では各方面で有名になっている（図6）．

　大原氏は官舎で星ヶ丘厚生年金病院泌尿器科の大園誠一郎先生と同居していた．この先生がまたすごいのなんの．2人が同居している官舎に筆者も居候することになった．その部屋は散らかしっぱなしで，酒の瓶はごろごろ転がっている．真ん中にコタツが置いてあって，その上に使った後のコップがいくつも置いてある．「まずは飲め」ということになってコップを取ろうとすると，コタツ板にくっついていて持ち上げるとポキッと音がする．もう何日も置きっぱなしのようだった．この部屋では自分の飲むコップをまず洗わなければならない．酒は方々に転がっているので好きなものを取って飲む．冷蔵庫を開けると「おい！　それは開けちゃいかん」と言われる．みると冷蔵庫全体に霜がびっしりと生えていて中にナポレオンの瓶らしきものが氷山の中に埋もれているかのように入っている．そーっと冷蔵庫を閉めておくしかない．寝る時は床に転がっている瓶をかき分けて布団を敷いて寝る．夜はその部屋が宴会場になる．いろいろな人がやってくる．医師，看護師，理学療法士，作業療法士など，毎日酒．大園先生は手術を終えて夜中12時ごろに帰ってきてから筆者が講習会のノートを整理していると，「荒木！　飲み行くぞ！」といって連れていかれる．開いている店ならどこでも行く．このころは，みんな酒のエネルギーで仕事を

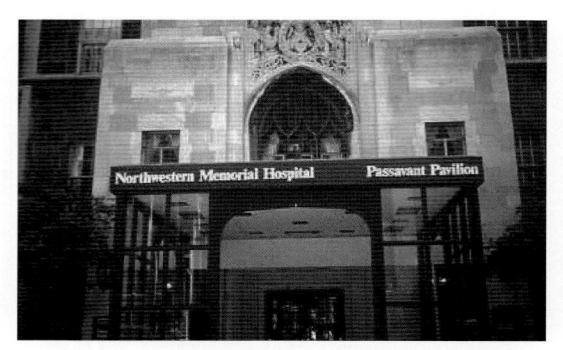

図7　ノースウエスタン大学附属病院

していた．昼はみっちりと講習会，夜は酒という生活．ボバース講習会は，講義・実技と充実した内容で，そのころはあまりテキストがなく講師が黒板に書くことを漏らすまいと必死にノートするものであった．実技のデモンストレーションでは，行われることを絵やメモをとってできるだけ記録に残した．講習会が終わるとノートは分厚いものになった．

PT ノースウエスタン大学

　石川県立中央病院では，胸部外科で肺癌手術がどんどん行われるようになってきた．このころから呼吸器の理学療法が必要となり，術前・術後の理学療法の処方が出るようになった．術後ICUでの呼吸管理を，筆者も清光氏の指導を受けて見よう見まねで加わっていた．
　アメリカではルーチンに行われているらしく，呼吸療法士という資格もあり，看護師同様の交替制勤務で呼吸理学療法を行っていると聞いた．筆者はまたしても実際に臨床場面をアメリカでみたいと思うようになった．これもまた思えば叶うもので，あの星ヶ丘厚生年金病院でお世話になった大園先生がシカゴのノースウエスタン大学に留学することになった（図7）．その大園先生が1982年4月に渡米し，「向こうへ行って慣れたら呼んでやるから来い」と言ってくれた．大原氏と2人で，ぜひ行きますとは言ったものの，現実にはどうなるかわからなかった．その後大園先生は筆者に招聘状を書くと言ってくれた．まったく異例のことだったが，本当にノースウエスタン大学の病理学教室から招聘状が届いた．そこでリハビリテーション部の部長である山田先生に話すと「せっかくの機会だから行ってきなさい」とすぐに許可してくれた．おまけに病院からの出張扱いにしてもらい1カ月間の出張命令が出た．またしてもリハビ

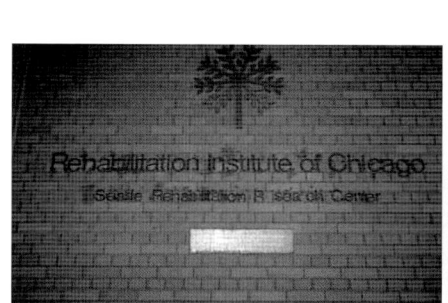

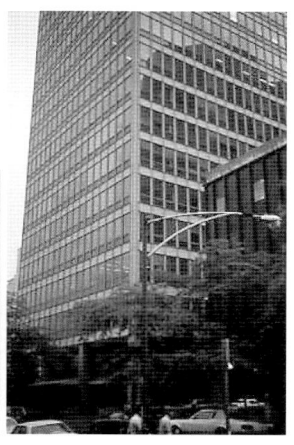

図8　シカゴリハビリテーション研究所

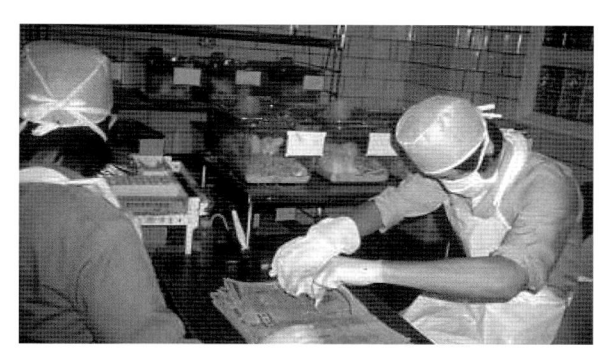

図9　病理学教室でラットを使った膀胱癌の研究を手伝う

　リテーションスタッフには迷惑をかけてしまったが，星ヶ丘厚生年金病院の大原氏と2人でシカゴに出発した．酒飲みの仲間の縁というのは不思議なものである．
　ノースウエスタン大学は高層ビルの建ち並ぶミシガン湖のそばにあり，大学病院とシカゴリハビリテーション研究所（RIC：Rehabilitation Institute of Chicago）という専門の施設があった（図8）．病理学教室の教授は日本人で，ヤハラ教授という人だった．ノースウエスタン大学での生活は，大園先生の手伝いをしながらリハビリテーションの見学をするということになった．宿泊先は大園先生の住まいを借りることとなり，そこから通わせてもらった．大園先生の宿舎は，映画『普通の人々（1980年）』の舞台にもなった清楚な住宅街である．大園先生の酒好きは相変わらずで，やっぱり「まずは飲め」だった．
　ノースウエスタン大学で半日は病理学教室で注射器の組み立てや，プレパラートの整理などを行う．また，大園先生がラットを使って膀胱癌の研究をす

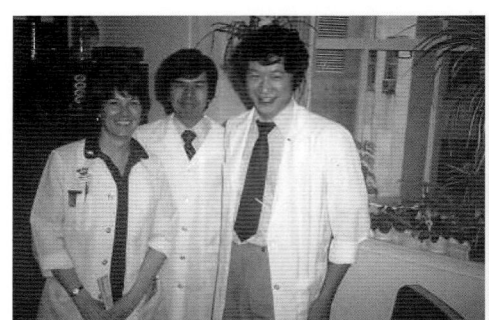

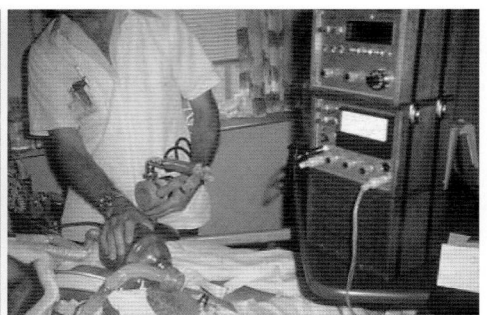

図10　ノースウエスタン大学病院のICU

るために注射を打つので，そのラットをカゴから出し押さえつける役をする．最初は慣れていないためラットはすぐには捕まらないし，噛みつくし，押さえつけても暴れるので注射が自分の手に刺さりそうになる．なんといっても癌をつくる注射であるから，こっちはたまったものではない．そこでは何百ものラットに注射を打った（図9）．

　夜は大園先生がシカゴの町に飲みに連れて行ってくれた．シアーズタワーの最上階の高級レストラン，寿司屋，ピアノバーなど，どこでも入るのははじめてお会いしたころの大阪時代と変わっていない．大園先生は阪神の大ファンで「バースのあの時のホームラン!!　覚えとるか？　あそこであの球なげるかぁ……」など，そんな調子で話をしたら止まらない．

　ノースウエスタン大学の胸部理学療法部に見学に行った．朝7時に来いということなので早朝に出て行った．すぐにICUに連れて行ってくれた（図10）．ノースウエスタン大学の理学療法士について半日一緒に回った．交代制の勤務で呼吸療法士と理学療法士のペアで4人くらいの患者の治療を回った．胸部理学療法部は24時間体制で理学療法士が交代制で引き継ぎ呼吸理学療法だけを専門としている．日本の理学療法士と技術的なことは，そう変わりはないように思う．個人的な技術というより，大きな違いはシステムである．アメリカの病院では他の人の仕事はしない．例えば人工呼吸器の設定やアンビューバックは呼吸療法士，また筋電フィードバックも使っていたがこれも呼吸療法士，ただし吸痰は看護師と分担が決まっていて，日本のように一人何役もしようとはしない．理学療法士は理学療法をする人である．明らかにアメリカの医療は人手が多い．整形外科の理学療法部門も見学に行った．実際に理学療法士の技術は，日本もアメリカもそんなに変わりがないように思えた．しかし，アメリカでは理学療法士に助手がいて車いすのトランスファーは助手がする．またハバードタンクの準備も助手がする．準備ができると担当の理学療法士が呼ばれ

る．患者の送迎については専門のポーターがする．これでは，アメリカの医療費は高くなるはずである．日本の理学療法士は，助手の仕事も患者さんの送迎もしている．アメリカでは人の仕事をするとその人の仕事を奪ってしまうことになるらしい．

　日本の医療は医療職の自己犠牲で成り立っている．長い勤務時間，一人何役もこなすことが有能と思われる．理学療法士が呼吸療法士の資格をとろうとしたり，吸痰の講習を受けたりするのは，果たして専門性といえるのだろうか．もちろん勉強をすることはよいことだが，資格や修了証書をもらうことが目標になってしまうと間違った方向に行ってしまう．整形もやり，中枢神経疾患の理学療法もやり，呼吸器理学療法もやる．そんな理学療法士を目指すべきなのだろうか．

　この時期のアメリカは，サマータイムで明るいうちに仕事を終えテニスをする人，ミシガン湖のほとりをジョギングする人はいるが，病院に遅くまで残る人はいない．研究室では日本人は歓迎されるそうだ．日本人は勤勉で朝早くから夜遅くまで働く．文化の違いといってしまえばそうだが，日本人の仕事に対する価値基準は国際化していない．ちなみに，大園先生は現在浜松医科大学の教授をされている．

徒手理学療法

　1980年代の前半，日本でもモビライゼーションの技術が注目されはじめ，シリアックス，グリーブ，メイトランド，カルテンボルン，マッケンジーなどの本が紹介され，関節機能障害に対する治療が脚光を浴びた．関節運動学的アプローチ（AKA：arthrokinematic approach）を知らないと理学療法士ではないとまでいわれた時代である．それらは筆者には痛みをとる魔法の治療のように思えた．どうしてもその技術を学びたいと思った．また思えば叶うものである．ボバース講習会でお世話になった星ヶ丘厚生年金病院リハビリテーション部長の有川先生が郷里に戻られ，金沢の病院に勤務することになった．その有川先生に誘われて徒手理学療法の勉強会に参加することになった．そのころ，東名古屋リハビリテーション学院で辻井洋一郎氏が日本徒手療法研究会セミナーを始めたころで，有川先生はその役員をしており，筆者も1984年のセミナーに参加することになった．月に1回，東名古屋リハビリテーション学院の学生寮に泊めてもらいセミナーに参加した．最初のころ，テキストはすべて英文で，ものすごく分厚いテキストであった．夜はやっぱり宴会で，各地から集まってき

た受講者といろいろな話をすることができた．辻井氏はもの凄い人で整形外科に関して幅広い知識をもち，そのころあまり知られていなかった徒手理学療法をカナダで勉強して帰ってきた．前述のシリアックス，グリーブ，メイトランド，カルテンボルン，マッケンジーなど，いろいろなことを勉強しており，はじめは関節モビライゼーションについて熱心に研究していたが，後にマイオセラピーを生み出した人である．金沢でも有川先生のところで何人かの有志が集まって勉強会を開催したりした．このことは筆者が徒手理学療法を勉強するきっかけになった．

はじめての学会発表

　石川県立中央病院では，学会発表がもはや義務のようになっていた．筆者がはじめて学会発表をしたのは，1980年の北陸リハビリテーション集談会という地方会であった．ワープロもない時代で，スライドをつくるには手書きの原稿を医局にある専用のカメラで写す．それは人様にみせられるようなきれいなスライドではなかった．あまりのスライドの汚さに，当時の金沢大学医療短期大学部の先生が「大学で手伝ってやるからスライドをつくりに来い」と言ってくれた．大学では和文タイプを使ってケント紙に打つ．これが慣れないとけっこう難しい．字はそれでよいとして，表やグラフはいろいろな種類の線のシールを切って貼っていく．これらは，夜遅くまでかかる．発表原稿は手書きで，今のようにコピー・アンド・ペイストなどできない．手書き原稿を赤ペンで直された場合には最初から書き直しになってしまう．

　1981年には，はじめて全国学会である日本理学療法士学会に発表した．その時は第1会場だった．1,000人以上も入る会場で舞台も広く，コンサート会場にも使われる立派な会場である．そのころは口述発表のみで，筆者は演台に立って会場をみた．舞台にはライトが照らされており，会場のライトが消えると静まりかえって大勢の目が演者に集中するのがわかった．脚が震えている．原稿をめくる手も震えている．声もうわずっている．原稿を読むのに必死で何を話したのかよく覚えていないくらい緊張の数分間であった．恥ずかしくて無言のまま演者控え席に戻り「私には学会発表は無理だ」とがっくりとしたことを今でも覚えている．その後，何を間違ったのか座長推薦で理学療法学に投稿依頼が来た．しかし，その時は論文を書く実力もなく，それをやる気持ちにもなれなかったので断ってしまった．今から考えれば書いておけばよかったと思う．自分の度胸のなさにすっかり自信を失ってしまった．

しかし，しばらくするとまた立ち直り，あの大会場でもう一度ライトを浴びて演題発表をしたいと思うようになった．「このまま終わっちゃいけない」と自分に言い聞かせ，毎年連続で演題を出した．今は偉そうに大勢の前でも話せるようになったが，最初は誰しもそんなものである．筆者が得た教訓は「1回でめげるな！　場数を踏むこと」だった．

未熟児の理学療法

　石川県立中央病院にはNICUがあり，1,000 g以下の小さな赤ちゃんはインキュベーターの中に入って気管に挿管され，点滴のラインや数々のモニターをつけられてかなりの期間ケアされなければならない．NICUでは，呼吸理学療法だけでなくインキュベーターを出てから運動発達の遅れの予防のための運動促通や，リスクの高い赤ちゃんの早期理学療法を始めることになった．金沢大学医療技術短期大学部の河村光俊助教授が週に1回指導してくれることになった．自分の子どものオムツも替えたことのない筆者だったが観念して，まずは赤ちゃんのオムツを外す．運悪くウンチに巡り会った場合，ガーゼできれいに拭き取る．新生児のウンチというのは「チューブの練り辛子」みたいなもので，恐れることはない．たまにはオシッコもかけられる．河村助教授のつくった評価表をもとに反射テストや立ち直り反応をチェックしていく．最初のころは触るのも怖く，恐る恐る触るとすぐに泣かれる．一度泣かせると線香花火に火がついた如く，手足をばたばたさせるので手がつけられなくなる．河村助教授は不思議と赤ちゃんを泣かせない．泣いてもすぐに静かにさせる．赤ちゃんの扱い方は理屈ではない．「習うより慣れろ」で数カ月するとだんだん慣れ，筆者は泣かせない方法を編み出した．赤ちゃんは急に触ったり，急に離したりすると，びっくりしてモロー反射様の反応を起こし，手の指を開いてばたばたして泣いてしまう．触る時は，ゆっくりゆっくり接触面を大きくしていき，豆腐を持ち上げるように手の平全体で保持する．離す時も少しずつ少しずつ接触面を少なくして離すようにする．赤ちゃんは音にも敏感で静かに近寄ることも大切だ．泣いてしまった場合，たちどころに泣きやます方法も編み出した．背臥位で手をばたばたして泣いているので赤ちゃんの手を包むようにそっと握らせ，ゆっくりゆっくり赤ちゃんの胸のほうに持って行き，赤ちゃんの目をみながら全体に包み込むように接触面をつくる．手の平全体で赤ちゃんを包むようにして落ち着かせる．これでも泣きやまない場合は，抱き上げて赤ちゃんの耳を自分の心臓につけるようにして両手をばたばたしないようにして包み込むように，そ

して赤ちゃんの体の前面をなるべく接触面を多くするように立て抱きにする．新生児の場合，たいていこれで泣きやむはずだ．これで泣きやまない場合は，ウンチかミルクに違いない．ただしこの方法は赤ちゃんが成長するに従い通用しなくなるので期間が限られる．運動の指導は，「頭部に対する体の立ち直り反応」「体に対する頭部の立ち直り反応」，ケースによっては「体に対する体の立ち直り反応」を利用した促通を行っていた．赤ちゃんの場合，最初は反応が遅い子もいるが刺激を繰り返すとだんだん速くなる．これを母親に指導するのであるが，母親も赤ちゃんに慣れていないため，なかなか怖がってできないものだ．運動療法の目標をあまりきつく押しつけないで母親と赤ちゃんが触れあうことだけでも意義はある．また赤ちゃんの反応を褒めてあげ，母親を喜ばすことも心がけなくてはいけない．子どもの理学療法に携わる理学療法士が気をつけなくてはいけないことは，母親に不安を与えないことである．母親というのは，子どものことが心配で心配で夜も眠れない状態でいるものである．理学療法士の不用意な一言が，さらに母親を眠れなくする可能性がある．決して脅かしてはいけない．ましてやNICUに入っている赤ちゃんの親は，子どもに障害があるのではないかと非常に過敏になっている．赤ちゃんの反応は，その時は異常にみえても経過をみないとわからないことも多い．ともすれば，理学療法士は異常を発見することが手柄のように思ってしまう場合がある．親の気持ちは子どもをもってみないとわからないものであるが，子どもがまだいない理学療法士の場合，「目の前の子どもが自分の子であったらどうするか」ということを，常に頭において接するようにしなくてはいけない．

PT 2つ選択肢がある時は困難な道を選べ

　清光氏の下で約10年修行したところで，小松市民病院が移転新築オープン（1989年）するのでリハビリテーション室の責任者をやってくれないかという話があった．35歳になり，そろそろ自分もチーフとしてやってみたいと思っていたところだった．このままずっと同じ職場で定年まで勤めるというのは，そのころは望んでいなかったし，機会があれば新たな職場でやってみたいと思っていた．しかし，誰がみても10年近くも勤めた県職員を退職し，市職員になるというのはおかしな行動である．退職金もその時に精算されるので，また市職員としてやり直しである．周囲からは，わざわざ苦労を買ってするようなものとも言われた．そのころは，まだ理学療法士は引っ張りだこで民間病院であれば給料の高いところもたくさんあった．昔は自治体病院というのは田舎へ行く

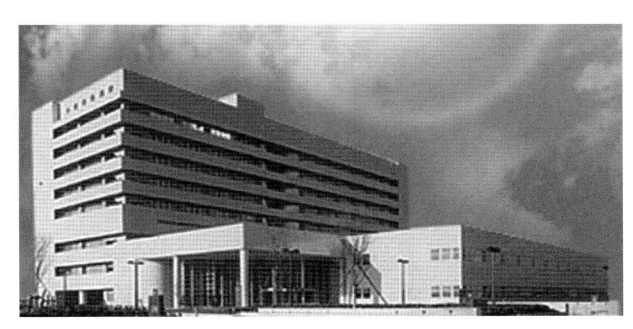

図11　小松市民病院

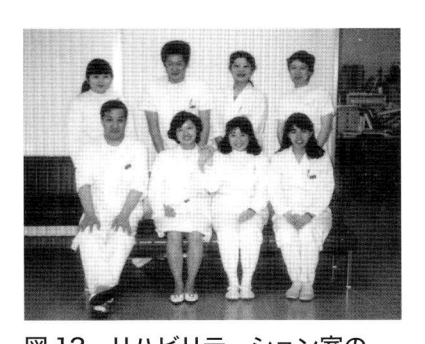

図12　リハビリテーション室の
　　　スタッフ
1990年には理学療法士は4名に
なった（左上から2番目が筆者）

ほど人間関係が家族的な雰囲気で，いい面もあるがよそ者は入りにくいところもある．小松市民病院は人口10万人の都市の中核病院で300床程度の立派な病院である．結局，いろいろ悩み不安があったが「2つの選択肢がある時は困難な道を選べ」という，誰か忘れたが偉い人の本の一文を思い出し，その当時は決めたような気がする．まあ，一度口に出した以上は後には引けないものだ．

　1989年に石川県立中央病院を退職し，小松市民病院に勤務することになった（図11，12）．オープンしたばかりのきれいな病院である．そこでは理学療法士は3人だが1人は産休のため2人，マッサージ師が1人，助手の人が1人で本当に家族的な雰囲気だった．「主任理学療法士」になったが，産休の1人を除いてはみんな筆者より年上で給料は一番下だ．しかし，仕事は主任だぞ！．

　1日の患者数は40数名程度で，石川県立中央病院にいたことから考えればのんびりできた．しかし，リハビリテーションという考え方があまり浸透しているとは思えず，また一からやり直しである．理学療法室にはマッサージを受けに来る人がたくさんいて，またしてもこのギャップにがっくりときた．建物は新しくなっても中身が新しくなるわけではない．病院の近くには小松飛行場がある．ここは自衛隊の基地があって毎日理学療法室の窓から飛行機が飛ぶのがみえる．旅客機は，それほど騒音ではないがジェット戦闘機は2重サッシの窓であっても「ゴー」という音がしてうるさい．外では相当な騒音である．病院なのに「ゴー」であるから，これも気分がめいる．看護師は年配の怖いのがうじゃうじゃいた（慣れればいい人です）．石川県立中央病院の最初のころと同じ，理学療法のスケジュールなんてあってないようなもの．シーツ交換の時には「部屋にいないでリハビリにでも行ってきて！」で，また「リハビリにでも」の扱いになった．今度は一緒に飲む仲間もいない．「2つ選択肢がある時は困難な道を選べ」は，この教えにはエビデンスがあるのだろうか……，と不安にな

るものの後戻りはできない．今の職場をよくするしか道はない．何ごとも修行である．

小松市民病院では，まず理学療法施設基準の認可をとるべくそのシステムづくりを始めた．これには以前から始めていたパソコンが非常に役に立つことになった．その当時のパソコンというのはNEC9800とかいわれた機種で，フロッピーディスクがぺらぺらな紙みたいな時代である．パソコンなんかやっている人は一部のマニアくらいで，ワープロ専用機が普及し出したころでもあり，文章作成はワープロ専用機が主流だった．筆者は電卓が大の苦手で3回計算したら3回とも答えが違うというありさま．これはいけないと思い，データベース，表計算とパソコンの勉強をして一応の使い手になった．データベースを使って毎日の治療件数の入力，日報・週報・月報などの作成，患者登録台帳をつくり，保険請求用の伝票も出力できるようにした．リハビリテーション室には専用のパソコンはなかったが，そのころにしては高価なサイベックスマシーンが入っており，その付属パソコンを使っていた．主任となると診療だけでなくリハビリテーション室の事務的な仕事もこなさなければならなかった．

病院の当直

小松市民病院では，事務の男性には夜の当直があり，女性には土曜日の午後と日曜日の日直があった．また検査，放射線，薬剤部には日直と当直があるのでリハビリテーション室の筆者は事務当直のグループに入っていた．事務当直は夜間受付で救急部の当直が2週間に1回くらい回ってくる．

事務当直の際の部屋は救急入口の守衛室の隣であった．この大きな病院で夜中管理するのは事務当直1人と守衛2人，そしてビル管理会社の社員1名である．ベッドとテレビと机だけの当直室で一晩中寝られたものではない．少し横になったかと思うと急患の電話が鳴る．新患の場合は受付をし，カルテづくりをしなくてはならない．すでにカルテのある人は名前などを聞いてカルテ室から出してくる．カルテ室にカルテがない場合，悲惨なことに病院中を探し回る．その場合，たいていは外来にあることが多い．夜中暗い病院の中を歩くのは薄気味が悪い．具合の悪いことに事務当直の風呂場は，地下の霊安室の横の廊下の奥で風呂に入るのがこれまた度胸がいる．頭を洗う時に目を閉じるのが最大の恐怖．目を開けて鏡に自分の顔が映っているのをみて飛び上がったりする．当直医が来て診察が始まれば，また当直室で横になる．また電話……．12時ごろまでは，子どもの発熱とか腹が痛いとかいうのが多いが，深夜の電話はろく

なことがない．特に交通事故の救急車の場合などは，たいへんなことになる．患者搬送の手伝い，家族への連絡，マスコミの応対，マスコミは時間関係なしに電話をかけてくる．「患者さんの様態はどうですか？」「答えられません」と言うだけなのだが，こっちは寝ることはできない．傷害事件になると今度は警察が来て，またまたたいへん．「犯人が来た！」と思ったら犯人よりも人相の悪い刑事だったということもしばしばある．ある時，深夜傷害事件の被害者が運ばれてきた．頸を日本刀で切られていた．意識はあり命には別状はなさそうであった．しばらくして同行していた警察官に無線連絡が入った．犯人がとどめを刺しに日本刀を持って病院に向かっているらしい……．警察官は「厳重に警戒してください．何かあったら連絡を……」といって去っていってしまった．筆者と守衛さんは顔を見合わせた．「えっ!!」．その時は普段は閉めない救急入口に鍵をかけ，「犯人確保」の連絡が入るまで生きた心地がしなかった．ほとんど眠れない夜が明け，翌日は普通にリハビリテーション室での勤務だ．救急には，本当にさまざまな患者さんが運ばれてくる．事故，自殺，傷害事件，妊婦，溺水，脳卒中，心筋梗塞など，看護師はたくましい．一つも慌てず騒がず淡々と仕事をする．

　当直では，リハビリテーション室と異なる救命救急の場面を体験でき，その時に運ばれてきた患者さんを後に担当することもありよい勉強になった．また，事務の人ともよく話す機会に恵まれ，これが後に非常に役立った．

県庁マンへ転向⁉

　小松市民病院に４年間勤務したところ，ある日，金沢大学医療技術短期大学部の立野勝彦教授から電話があった．「石川県でリハビリテーションセンターをつくる計画があり，県庁の中に開設準備室をつくるのでやってくれないか」という話であった．筆者は，またしても新しいリハビリテーション部の設立に関わることになる．石川県立中央病院で以前お世話になったリハビリテーション部長の山田先生が，その時，石川県立中央病院の院長をしていたが退官し，石川県リハビリテーションセンター開設準備室長になることが決まっていた．

　縁というのは不思議なものである．神奈川県リハビリテーションセンターから石川県立中央病院に移る時にいろいろお世話になった山田先生のところで，また働くことになった．

　石川県の人事課の面接があり「いったん県職員を退職して，また県に戻ってくるのは医者以外にはあなただけですよ」と不思議がられた．これも理学療法

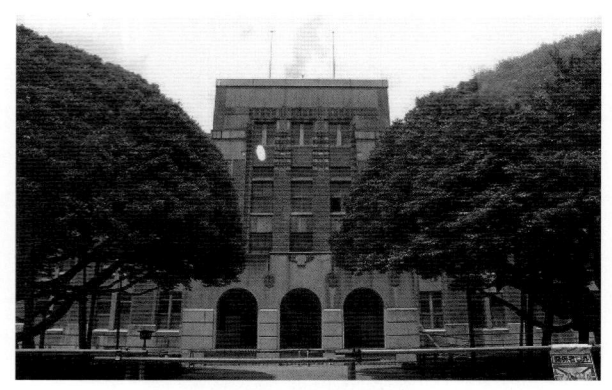

図13　旧石川県庁

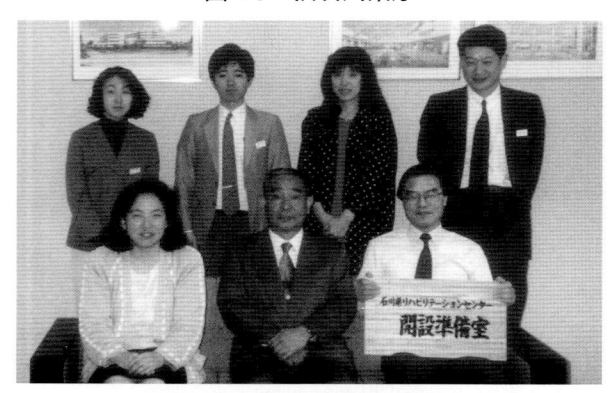

図14　開設準備室の職員
（右上端が筆者）

士が希少価値だった時代ならではのことであったろう．

　予想もしなかった石川県庁の事務職の中に入ることになった．1993年4月，その当時の石川県衛生総務課に勤務となった．開設準備室のメンバーは山田室長，岸谷リハビリテーション専門医（非常勤），そして事務職3名，作業療法士1名と筆者であった（図13，14）．そのころ，理学療法士などの専門職を準備室に配属することは異例のことで「現場の職員が使いやすいリハビリテーションセンターの建設」という県の方針が反映されたものであった．

　石川県庁なんてところは当然はじめてで，最初は何がなんだかわからないままに数カ月過ぎてしまった．病院では主任だったが石川県庁では平社員である．病院のリハビリテーション部は上司も部下もないように仕事をしてきたが，石川県庁は上下関係がきっちりしている．席順からハンコの押す順番，机の大きさ，椅子の種類までみんな決められている．いわゆる行政の仕事はまったく経験がなく，そろばんも電卓もできない．字はへたくそで，漢字もあまり得意ではない有様．仕事のやり方も病院と違いまったくわからない．ワープロ

専用機が注目を浴びた時代で，まだまだパソコンは一般には使う人は少なかった．しかし，このころようやく筆者の部署にもノートパソコンが入り，モノクロだったが筆者にも与えられた．ここでも以前から勉強していたパソコンが役に立つことになった．一応はデータベース，表計算も使えるようになっていた．これで完全に電卓に勝った．リハビリセンターの備品予算などというと大量のものがあり金額も何億円になる．パソコンを使い，備品のデータベースをつくれば何億円の計算であっても，値引きの計算であっても数秒で計算できる．おまけに間違いがない．このパソコンのおかげで上司から重宝がられたか，仕事を回されるようになり，まがりなりにも事務職らしい格好になってきた．

　先進地のリハビリテーションセンターへも視察研修に行くことになり，兵庫県リハビリテーションセンターに2カ月間，横浜市リハビリテーションセンターに2カ月間お世話になった．兵庫県リハビリテーションセンターでは，かつて国家試験の実技試験官だった理学療法士の山下氏にお世話になった．山下氏はたいへん温厚な人で，いろいろと親切にしてもらった．石川県のリハビリテーションセンターの開設にも助言をもらい，新人職員の研修も快く引き受けてくれた．横浜市リハビリテーションセンターにはかつて神奈川県リハビリテーションセンターの「車いす富士登山隊」で一緒だったリハビリテーション工学の田中理氏，飯島浩氏，そして理学療法士の秋田裕氏が勤務していた．まさかここで再会することになるとは，縁とは不思議なもので15年ぶりの再会である．さっそく飲みに行った．横浜市リハビリテーションセンターには，今でも何かとお世話になっている．

　行政の仕事は，病院とはまったく異なる世界で，ここでもいろいろな経験ができた．石川県リハビリテーションセンターはまったくの新規事業だったのでセンターの設計から業務の内容，人員，予算，条例，何から何まですべて新しくつくっていくことばかりで今振り返ってもたいへんな仕事であったと思う．

ボバース法脳性麻痺8週間講習会

　石川県リハビリテーションセンターの対象とする疾患について，脳性麻痺の子どもや成人障害者も想定しなければならないと思い，ボバース法の脳性麻痺8週間コースに申し込んで，なんとか入れてもらった．30数万円の参加費は自己負担だったが，滞在費と交通費は県が出してくれた．講習会はボバース記念病院で行われた．

　ボバース法の脳性麻痺8週間コースは非常に過酷な講習会であった．筆者自

身はNICUの未熟児の理学療法の経験はあったが，幼児や児童の理学療法の経験は実習の時だけである．その時も子どもに泣かれたり逃げられたりで，たいへんだった．以前に受講した成人片麻痺コースの時もそうだったが，この講習会はノートをとる量が尋常ではない．講師の先生の言われたこと，板書をみんな必死に書く．筆者はやがて40歳になろうとした時で，若い人に交じっての講習会について行くのが非常にたいへんなものであると感じた．その時の講師は紀伊氏，古澤正道氏（現ボバース記念病院），今川忠男氏（現旭川児童院）など，すごい人ばかりである．英語ばかりの板書をノートに書くのもたいへんだが，評価や治療のデモンストレーションは刻々と変化していくので図を書いたりポイントを書いたりで，なんとか後でわかるように記録しようと一生懸命だった．1日が終わるとくたくたになって帰る．帰ってからは1日の講義のノートを整理しないとわからなくなってしまう．講習会の後半には受講者が子どもを治療する実技セッションがある．親がみている前で約40分間子どもの治療をしなければならない．筆者の場合，子どもが逃げていくので40分間追いかけ回していたら時間が来てしまったようなものだった．筆記試験はなんとか合格し修了証書をもらった．ボバースアプローチのインストラクターは，どの人も人間国宝のようなすごい人ばかりで，子どもの変化に合わせてどんどん治療を変化させていく．「ジャズの即興演奏」「人形浄瑠璃」のような凡人には，なかなかまねができない境地である．伝統芸能のように師匠について長年修行を積まないと，講習会を受けたというだけではまだまだ甘い．これからが勉強である．

まさかの知事死亡

　ボバース法の脳性麻痺8週間コースの最後の週のことだった．石川県リハビリテーションセンター建設に熱心だった中西陽一県知事が3月の議会中に倒れ入院し死亡した．すでに建物はほぼ完成していたので後戻りはできないが，新知事による事業の見直しは当然行われる．建築や備品のいわゆるハード面はすでに予算が決まっていたものの人員や事業規模の縮小はまぬがれないと思われた．起工式に出席した知事は竣工式に出ることなく亡くなってしまった．

　期待していた石川県初のリハビリテーションセンターはスタート前につまずいてしまった．「仏つくって魂入れず」が現実的になってきた．ハードは整備されたが，職員確保の予算が後ろ楯を失い困難になった．リハビリテーション医療を中心にした最低限の人数でスタートするしかなくなった．

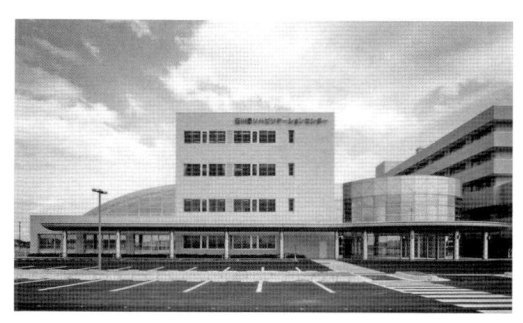

図15　石川県リハビリテーションセンター　　図16　全職員は所長を入れて22名

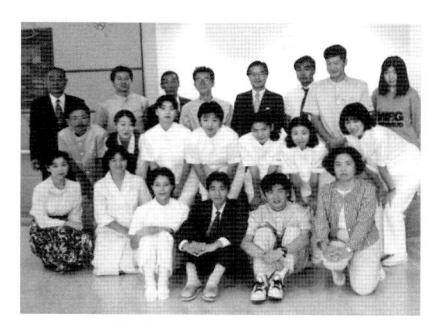

日本一職員の少ないリハビリテーションセンター

　1994年10月，石川県リハビリテーションセンターがオープンし，再び事務職から理学療法士になった．石川県リハビリテーションセンターは石川県済生会金沢病院と併設して設置されるという全国的にも珍しい形態である（図15）．石川県済生会金沢病院は260床の一般病院であったが，移転を機会にリハビリテーション病棟45床をもつリハビリテーション専門病院として新たな出発をした．つまり，石川県済生会金沢病院のリハビリテーション科が石川県リハビリテーションセンター内にあるという形である．その当時は理学療法士や作業療法士は獲得が困難な職種で，オープン当初は施設基準を満たす最低限の職員配置でスタートした．理学療法士5名（そのうち3名は新人），作業療法士4名，言語聴覚士1名で県のリハビリテーションセンターとしては日本一職員の少ないセンターである（図16）．患者さんが集まるかどうかわからない実績のないリハビリテーション部門に石川県は最初から人員を配置してはくれなかった．

　新規オープンの施設なので，すべて最初から仕組みをつくっていかなければならない．受付の手順，カルテの搬送や処理手順，コンピュータを導入した患者管理システム，医事会計の仕組み，また新しい医療機械が多く三次元動作解析システム，フォースプレート，呼気ガス分析装置，筋電計などの計測機器のほかにアイソキネティックマシーン，筋力トレーニングマシーン，物理療法の治療機械のすべてを使い方から覚えなくてはいけない．オープン前の準備期間には勉強会やシミュレーションを何度もやらねばならなかった．3名の新人理学療法士は筆者よりも順応性が高く，新しいことをどんどん覚えていってくれた．

　オープン当初は石川県内一の300 m^{2}のドーム型の理学療法室に理学療法士

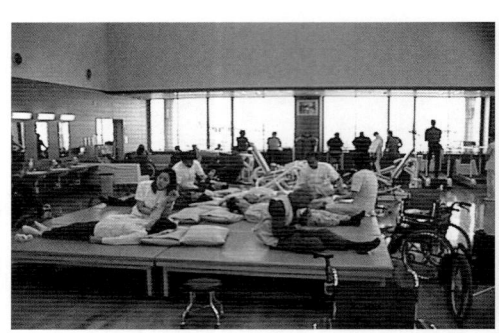

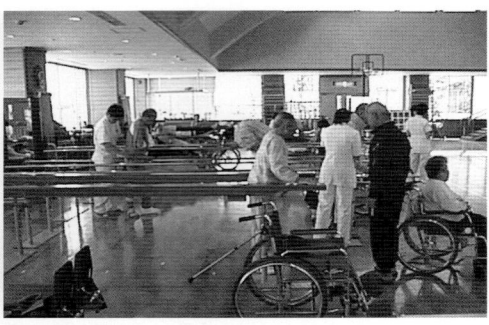

図17　理学療法室の風景
300 m²の理学療法室に1日200名以上の患者さんが来る

が5名，誰がみても閑散とした風景で1人患者さんが来たらみんなが注目する．はたして患者さんは集まるのだろうかと誰もが心配していた．石川県庁は採算性の心配やマスコミへの回答などもあり，しょっちゅう患者さんの数を聞いてくる．その度に「あの……，その……」とはぐらかしていた．最初から患者さんがぞろぞろやってくるわけではない．リハビリテーション病棟も満床になるまでには時間がかかる．石川県リハビリテーションセンターは，金沢の南側の海の近くの田んぼの中にある．バスもあまり来ない，へんぴなところである．しかし，石川県済生会金沢病院の整形外科は脊椎と関節外科を専門にしており，整形外科の患者さんがどんどん増えてきた．手術件数も県内ではかなり多いほうである．その当時，金沢にはリハビリテーション専門病院がなかったこともあり，リハビリテーション病棟には脳卒中，脊髄損傷，頸髄損傷の患者さんが入ってくるようになった．徐々にリハビリテーション科の患者数は増えていった．1995年には理学療法士は6人になり，1996年には8人と少しずつ増員されたが患者数も比例して増加した．理学療法の対象患者さんは入院約100人，外来約100人で1日約200人以上の患者さんが来るようになった（**図17**）．そのころは理学療法簡単・複雑という保険診療で，1人の理学療法士が請求できる件数は簡単で36人以内と決められていた．それぞれ1日20人以上の患者さんを担当していたので，理学療法士が休むと36人を超えることもたびたびあった．理学療法は実施しても保険請求はできないということも生じたが，患者さんを断ることはできなかった．若い理学療法士たちは，忙しい毎日に不平も言わずよく頑張ってくれた．

　患者さんが増えても県の職員は簡単には増員できない．しかし，それでも職員研修予算は確保していった．「どんなに通常業務が忙しくても学会や研修会には職員を出す」と，かつて石川県立中央病院時代の清光氏の教えに従い，毎年石川県リハビリテーションセンターとして必ず学会発表にはエントリーし

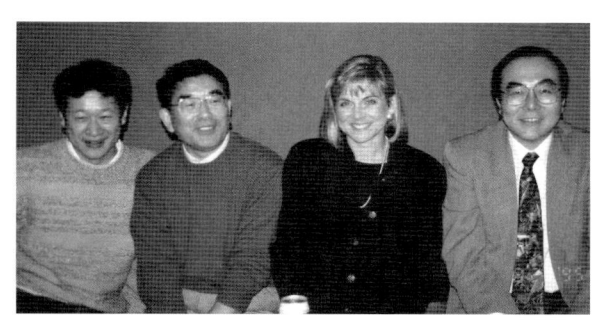

図18　1995年ヘザーキャンベル氏来日（有川功院長と藤縄理氏）

た．職員が研修に行くと残った者がサポートする．普段でも担当患者数が多いところに，さらに仕事量が増えるので患者さんの治療時間は必然的に短くなる．しかし，患者さんは理学療法士が忙しくしているとあまり不満を言わないものである．そのころは何人も同時に治療することは普通であったし，自主トレも多く，患者さんが理学療法室にいる時間も長かった．いつも理学療法室は患者さんが多くにぎわっていた．リハビリテーションセンターでありながらマンツーマンの治療時間が確保できず申し訳ない状態であった．

　この状態は2006年の診療報酬改定でリハビリテーション料の日数制限が行われるまで続いた．

アメリカの徒手理学療法のコースに参加

　元星ヶ丘厚生年金病院リハビリテーション部長の有川先生が筆者の郷里の松任市（現在の白山市）に整形外科医院を開業した．そして有川整形外科医院に勤務していた理学療法士の森川美紀氏と山岸元氏とともに「石川県徒手療法研究会」をつくり勉強会を発足していた．有川整形外科医院の開院記念セミナーにアメリカのコロラドからヘザーキャンベル氏をお招きし，徒手理学療法の講演会が行われた（図18）．その時の通訳は奈良氏，藤縄理氏（現埼玉県立大学）で有名な人たちがこの石川県の松任市に集まった．キャンベル氏はパリス氏の「Institute of Physical Therapy」で徒手理学療法のコースのインストラクターを勤めていた．有川先生はアメリカで行われている「Introduction to spinal evaluation and manipulation (S1)」のコースと同じ内容を日本で開催することをキャンベル氏に要請した．そして，有川先生は筆者に日本でコースを開催する前にアメリカのコースを受講してくるようにと言われた．英語もあまりでき

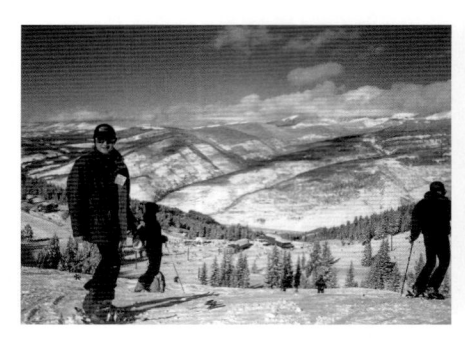

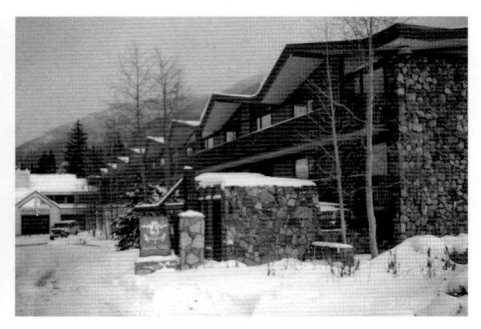

図19　ベイルのスキー場　　　　　　図20　講習会場「Monar Vail」

ない筆者がアメリカのコースに参加することなど考えてもいなかった．
　1995年12月，一念発起し恥も外聞もなくアメリカのパリス氏の主催している講習会に参加することにした．有川先生は「講習会には日本人と一緒に行ってはいけない．一人で行くように．誰にも頼らず自分で申し込みから宿泊の手配もやってみろ」と過酷なことを言う．そのころは，まだインターネットがない時代で講習会はアメリカの雑誌の案内をみてFAXで申し込んだ．コロラドのベイル（Vail）で開催される講習会が時期的によさそうだったのでベイルにどうやって行くのかもわからないまま会場になっているホテルに，これまたFAXで宿泊の予約をした．デンバーの空港まで行けばインフォメーションセンターのようなものがあって何とかなるだろうと甘く考えていた．また，ベイルはコロラドの有名なスキー場のため交通の便はよいだろうと思っていた（図19）．関西空港から出発しロサンゼルスで乗り換え，デンバーまでとりあえず行った．しかし，到着が夜になってしまいインフォメーションセンターも閉まっている．なんとかなるだろうというのは，海外では「自分でなんとかしなければ，なんともならない」ということがわかった．空港内を右往左往してようやくベイルに行く乗り合いタクシーのような会社をみつけ，ホテルの名前を言うと乗せていってくれることになった．ほかにもスキー客が数人いて一緒に乗せていくことになっていた．空港からどれくらい離れているのかもわからず不安な顔をして深夜の乗り合いタクシーで走る．有名なスキー場だから空港からそんなに離れてはいないだろうと思っていたらかなりの距離を走った．2時間半くらいかかってようやくホテルの前に着いた．夜の12時をまわっていた．講習会の前に，すっかり疲れてしまった．「Introduction to spinal evaluation and manipulation（S1）」の講習会は8日間で，途中1日休みがある．会場はゲレンデのロッジの1室を借りて行われる（図20）．これが日本ならば志賀高原のゲレンデ前のホテルで講習会をやるようなものである．勉強をしながらスキーを楽しめるので，毎年ここで講習会が行われている．アメリカの講習会は

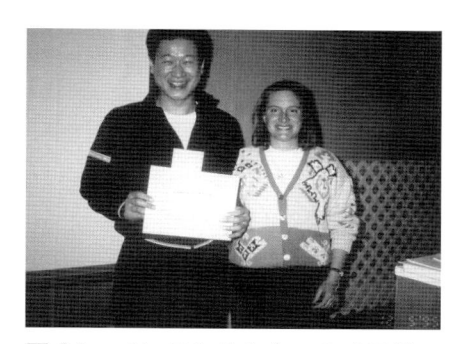

図21　インストラクターのメアリー氏

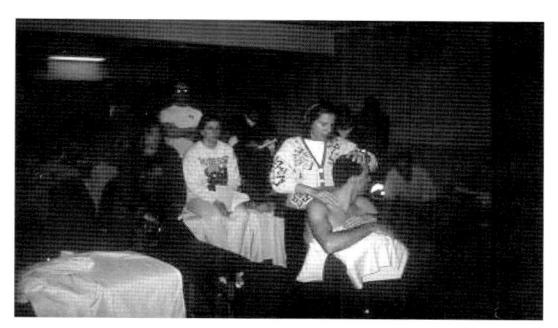

図22　講習会での実技デモンストレーション

　参加費がけっこう高い．850ドルくらいしたと思う．1ドル120円くらいのころだったので日本の講習会に比べるとかなり高額である．また，ホテルもリゾート地なので一泊朝食付きで120ドルくらいの部屋であった．

　ベイルでの講習会は午前の部が7時半から11時，午後の部が16時から20時と，昼の時間にスキーが楽しめるように配慮されている．受講者は，それぞれ仲間とスキーへ行く．筆者はスキーどころではなかった．講習会のスタイルは日本の現職者講習会と似たようなもので，講義と実技が交互に行われる．インストラクターは後に日本でコースを受け持つことになるメアリー氏であった（図21）．日本人は筆者一人なのでいろいろ気を遣ってもらったが，なにしろ英語がそれほど堪能でないため全神経を目と耳に集中させて講義を受けるので頭の芯が痛くなってくる．実技練習の時はパートナーを次々と代わらなければならない（図22）．いろいろな人の体をみるのが大切で，同じペアで実技練習をするのは許されない．筆者は最初実技のパートナーがみつかるかどうか，ずいぶん心配した．なにしろあまり英語の話せない変な日本人が，どうして紛れ込んできたのかと思われるであろう．しかし，この変な日本人に興味を示してくれて親切につきあってくれた．講習会は講師の一方的な講義ではなく質問やディスカッションが行われリラックスした雰囲気である．また，このコースでは最後に受講者同士の症例発表がある．3人で1組になり，1人が治療者，1人が患者，そしてもう1人が発表する役である．患者役の人を評価し，問題点と治療プログラムを話し合って決め，みんなの前で発表するというものである．1日の講義終了後，つまり20時からそれぞれ次の日の発表のために残って話し合いをする．筆者はグループに入れてもらえるか心配していたが，アメリカ空軍の理学療法士をしているホセ氏がこっちへ来いと呼んでくれた．ホセ氏は横須賀に行くことになっていて日本にも興味をもっていたらしい．もう一人女性の参加者と3人で役割分担を決めた．筆者はなんと発表の役になってしまった．

できれば患者役になりたかった．グループの意見をだいたい聞いて自分なりにかってに解釈し，発表のための英文を夜な夜な考えた．筆者のグループは頸椎に問題のある患者の姿勢の評価，自動運動検査の所見，椎間関節の他動運動の触診などの評価から治療プログラムを述べるものであった．たどたどしい英語でも何とか伝わるものである．インストラクターは基本的に発表に対して否定はせず，肯定が多い．これがアメリカの講義のスタイルなのだろう．だいたい「good job, absolutely, excellent, exactly, beautiful, I agree」，このような言葉が合いの手を入れるがごとく繰り返される．その後に「この点についてはどうですか？」「私はこう解釈します」というようなインストラクターの質問や意見が述べられる．発表が終わるとみんながちょっと大げさに親指を立てて「よくやった，よくやった」という具合に喜んでくれる．

コース終了の日の打ち上げに誘ってもらった．何軒か店をはしごした．今でも忘れることができない経験である．それから4年間，毎年アメリカへ講習会を受けに行くことになった．アメリカでは以下の講習会を受講した．

- 1995年：Introduction to spinal evaluation and manipulation（S1；脊柱の評価とマニピュレーション基礎）
- 1996年：Advanced evaluation and manipulation of pelvis, lumbar and thoracic spine（S2；胸椎，腰椎，骨盤の評価とマニピュレーション）
- 1996年：Advanced evaluation and manipulation of cranio-facial, cervical and upper thoracic spine（S3；顔面，頸椎，上部胸椎の評価とマニピュレーション）
- 1997年：Extremity evaluation and manipulation（E1；四肢の評価とマニピュレーション）
- 1998年：Myofascial manipulation（MF1；筋膜のマニピュレーション）

断っておくがアメリカで講習会を受講したからといって偉いわけでもなければ，何か特殊な技術を身につけられるというものではない．日本語で聞いて理解できないことを英語で聞いてわかるわけがない．できたら日本で受講できるほうがよい．ただの物好きが，わざわざアメリカまで行って講習会に参加してきただけのことである．しかし非日常という状況が，ときにはよい刺激になる．また勉強しようとするモチベーションにつながる．観光旅行もよいが講習会参加は刺激的である．どんな治療手技でも本物をみることは価値がある．

外国人講師を招き講習会を開催

　有川先生の尽力で1996～1998年にかけて，日本ではじめて「Institute of Physical Therapy」より講師を招き，「脊柱の評価と治療」の講習会を開催することができた．1回の講習会は定員30名であったが，日本全国から熱心な理学療法士が集まってくれた．通訳を引き受けてくれたのは宮本重範氏（現北海道文教大学）と前述の藤縄氏であった．8日間だったと思うが，テルメ金沢という温泉サウナ付きのホテルの和室で宿泊しての合宿のような講習会であった．講師の先生も通訳の先生も受講者も勉強と毎日の酒でくたくたになった．金沢でのこのコースは3回のみの幻のコースとなったが，今振り返っても，もの凄いエネルギーをもった人たちが集まった講習会であった．その当時の受講者は今も各方面で活躍されている．その後，藤縄氏の紹介でマークジョーンズ夫妻（オーストラリア）の講習会，マリガン法の講習会を金沢で開催することができた．いろいろな体系のインストラクターから直接講義や指導を受けたことは，筆者にとっては非常に幸運であった．特にマリガン法は患者の自動運動とモビライゼーションの組み合わせという，今まで考えていなかった多くの臨床に役立つアイデアを提供してくれた．

デンマークでの研修

　石川県がデンマークのリーベ（Ribe）県テクニカルエイドセンターと協定を結ぶことになり，1997年よりデンマークとの研究交流事業が始まった．そして，3年間にわたり石川県からリーベ県に研修のため職員を派遣することになった．若い人が行くことになるだろうと思っていたら，第1陣は筆者と作業療法士の安田秀一氏（現金沢福祉用具プラザ）が行くことになった．10月ごろにいわれて翌年1月には出発ということになっていたので気休めに英語教室にも行ったが，そんな簡単に英語が身につくはずもなく破れかぶれの状態であった．そのころは，ちょうどインターネットが普及し始めたころで，日本との連絡手段はメールを使うことになった．しかしそのころのインターネットは電話回線を使っていたため，海外では接続が国によっても違っていたり，アタプターやモデムなどいろいろな設定が必要であった．NTTの社員にいろいろ習ったが，まったく自信がなかった．コペンハーゲンでは空港に迎えに来るガイドはつけてくれたが，滞在中の通訳はなし．自力で頑張ってくれとのことで

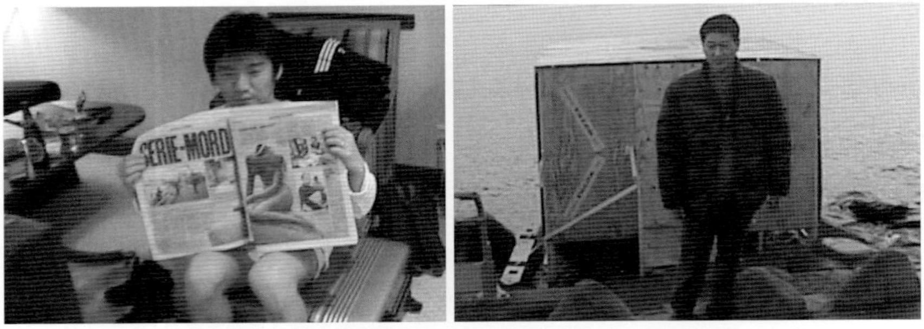

図 23　新聞記事「人魚の像の首が切られる」
人魚の像には箱がかぶせられていた

非常に心細い．ガイドブックを買ったが，デンマークのリーベなんていうのは観光地でもなく，わずか数ページしか載っていない．どこに宿泊するのかも定かではない．

　1998年の正月休みが明けてすぐにコペンハーゲン行きの飛行機に乗った．空港には約束通りガイドが迎えに来てくれた．その日はホテルまで連れていってくれて翌日乗る電車の切符をくれた．そして，ガイドは「それでは気をつけて」といって帰っていった．同僚の安田氏と2人，呆然としてガイドを見送った．明日からまったく通訳なしでデンマーク人の中に囲まれることになる．しかも，デンマークはこの時期夜が長く観光名所は閉まっているところが多い．やはり，チボリ公園も閉まっていた．

　コペンハーゲンでは，その時事件が起こっていた．コペンハーゲンの象徴の「人魚の像」の首が何者かに切り落とされた．ホテルでみた新聞に，でかでかと載っている．翌日みに行った時の写真である（**図23**）．なにやらいやな予感．

　コペンハーゲンから電車で約3時間エスビア（Esbjerg）という駅で降りるようにガイドに言われていた．デンマーク語の文字は読み方が難しい．エスビア駅には，これから研修先となるテクニカルエイドセンターの職員が迎えに来てくれた．デンマークの言葉はデンマーク語だが，たいていの人は英語，ドイツ語，ノルウェー語，スウェーデン語，フィンランド語ができるそうだ．最初の挨拶の後，「ここには日本語を話せる人はいません．これから私たちのコミュニケーションは英語だけです」と言われた．ここで2カ月間研修のために過ごすことになった．

　エスビアの宿泊は大工さんの研修施設の寮だった（**図24**）．6畳1間の合宿所または収容所のようなところで，トイレ，シャワー，キッチンは共同，折りたたみ式のベッドとラジオが置いてある簡単な部屋である．夕方になると周りは真っ暗で周囲には何もない．節電がしっかりしていて人が通ると街灯が順番

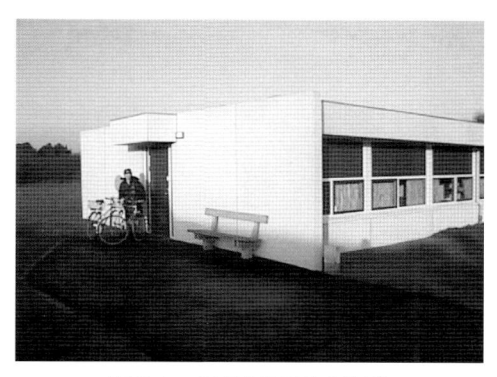

図24　エスビアでの宿舎

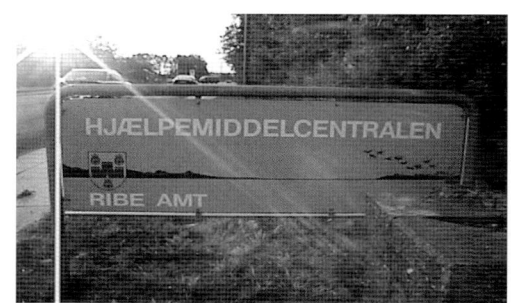

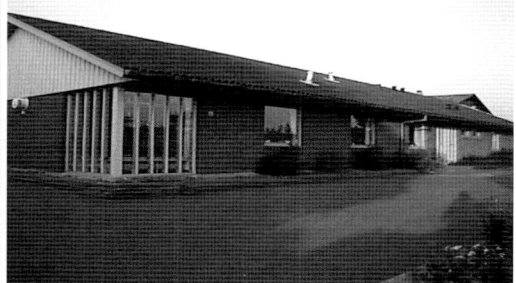

図25　リーベのエスビアにあるテクニカルエイドセンター

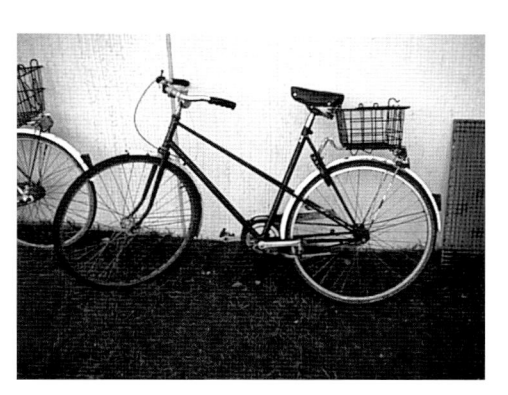

図26　日本では禁止のピスト自転車
デンマークではこれが普通

に点灯する．逆にこれが点灯すると誰かが来たということになるのでドキッとするものである．ここは13日の金曜日のジェイソンが出そうなところである．もちろん携帯電話のない時代なので，何かあった場合には隣の建物の公衆電話を使わなければならない．テクニカルエイドセンターへの通勤は自転車を貸してもらえた（図25, 26）．デンマークでは日本は禁止されているピスト自転車

表1　石川県リハビリテーションセンター宛に送ったメール（1998年1月12日）

　1月9日の朝はウラさん（作業療法士）が迎えにきて8時からオリエンテーションがありました．私のスーパーバイザーはマギーさん（理学療法士）36歳の女性，安田君のスーパーバイザーは，ヘリーナさん（作業療法士）34歳の女性です．この2人が私どもの面倒をみてくれることになっております．今週のスケジュールと自己紹介などをして，それからイングリッドさんという脊髄損傷の女性のスポーツアドバイザーを紹介され，明日車いすバスケットボールの試合があるので連れていってくれるとのことです．この人は大分車いすマラソンに6回も来たことがあると言っていました．食堂や私どもの机がある部屋には日本とデンマークの国旗のミニチュアが飾ってあり，机には新しい筆記用具が用意してあって新入職員のようです．自転車も用意してくれました．これがボロで，とてつもなくサドルが高く，おまけにブレーキがない．ブレーキはペダルを反対にこぐとかかる仕組みになっており慣れるまでは結構恐怖．サドルが高いので止まるたびに玉をカチあげてしまうという恐ろしい乗り物です．
　その後，職員全員の朝食会があり簡単に紹介され，午前中はセンター内を案内してもらったり，インターネットの接続をして，そちらにEメールを送ったりしておりました．
　昼はまたもや全職員で昼食会を行いました．だいたい昼食時間は30分です．ここでは昼からビールを飲んでもいいようです．午後は私ども自身の日常生活動作の指導をしていただき，スーパーの場所や買い物の仕方，バスの乗り方など，とても親切にしてもらっております．
　こちらは日曜日は店が休みなので買いだめしておく必要があります．安田君とさっそくワイン2本とビール1ダースを買い，夜は鶏野菜をつくりました．酒は貴重なので大事に飲もうといいながら1本ビールを飲み始めると買ってきただけ全部飲んでしまい，これもブレーキがかからない．
　1月10日は朝スポーツアドバイザーのイングリッドさんが迎えにきてくれて，土曜日ですが休みはくれず，車いすのバスケットボールの見学につれていかれました．近くの理学療法の学校の体育館で行われたのですが，これは日本と一緒．しかし，障害者だけで準備も後片付けもしているようです．
　夜は自炊．テレビもねー．ラジオはあってもわからねー．新聞もねー．風呂もねー．シャワーは動物でも洗うようなホントにシャワーだけ．酒を飲むしかすることねー．おらこんな村やだー．
　1月11日は休みなので自転車でエスビアの駅まで行きうろついていましたが，店はほとんど休み．みんな何をして暮らしているのか．エスビアに1件だけという中国レストランをみつけワンタンスープと鶏のカレーなんとかとエビやイカ系統のフライ，それに昼間からビールで生き返ったような気がしました．ここは物価が高い．コーラが12DKK，ビールが7DKK，それに25%の税金．マクドナルドへ行ってハンバーガーとフライドポテトとコーラで平気で800円ほどとられる．レストランでも行こうものなら5000円は当然．とても酔うまでは無理．
　気候は思ったより暖かく，9時前ごろから明るくなり日没は5時ごろ．トレーナーの上にダウンジャケットで十分．ももひきを持って行けと言われたので用意したけど，金沢より暖かいくらい．雪はまったくなし，凍結もしていない．日中は窓を開けてもいいくらいです．
　今日は日曜日でこれを書いていますが，明日は午前中テクニカルエイドセンターで説明があり，午後からは別のところでイングリッドさんから身障スポーツについてのお話があるそうです．おまけに，家へ招待してくれるそうで夕食の後，身障者のアスレチッククラブへ行くからトレーニングウエアーを持ってこいと言われ，どうやらしごいてくれるらしい．ホンマカイナとぼやいていますが，ここでは抵抗できない．もう言われるまま従うしかない．
　町のバリアフリーについては，テクニカルエイドセンターをみても，体育館をみても，駅をみても，それほどたいしたことはなく．今まで聞いていたのとはちょっと話が違う．ここは田舎なのかもしれないが．段差はあるし，開き戸や手すりはみたことがない．トイレにも手すりはみたことがない．鏡は背の高いほうの自分でも高いくらい．ホテルもレストランも重たいドアで自動ドアも驚くほど少ない．店は3段くらいの階段があるのはしょっちゅうみかける．電車に乗るのも3段くらい段を上る．点字ブロックは当然ない．
　ただ障害者がいた場合，ごく自然に介助する姿はみかけられる．環境のバリアフリーは日本のほうが神経質なのかもしれない．石川県リハビリセンターの建物のバリアフリーのほうが世界一と自慢できる．今のところの感じでは，ここは個別の対応に力を入れているのかなという印象です．

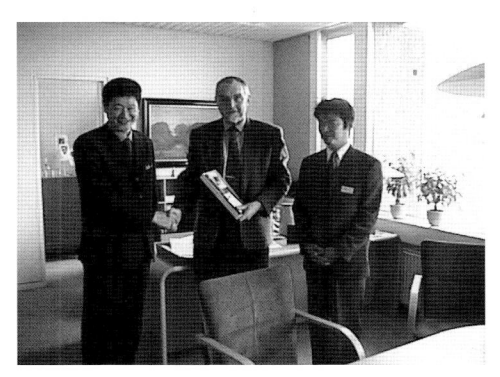

図27　リーベ県知事を表敬訪問

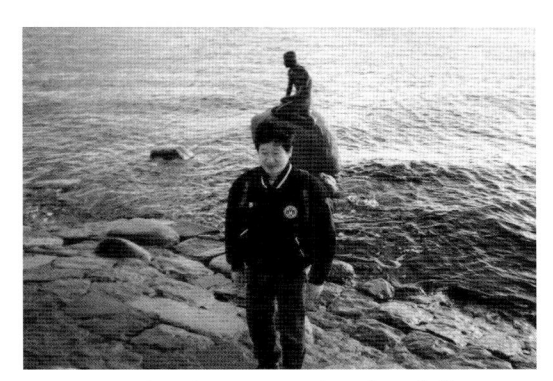

図28　日本に帰る時は人魚の像は修復されていた

が普通で，ハンドブレーキのついている自転車はほとんどみられない．真冬だが雪はほとんど降らず，坂道も少ないので自転車が便利なところである．

　日本から持ち込んだノートパソコンで，なんとかインターネットに接続し職場にメールを出すことができるようになった．前述したが，当時は電話回線を使っていて，接続した時間が電話料金にかかる仕組みである．日本の接続ポイントを使うと国際電話料金になってしまうのでコペンハーゲンのポイントに設定しなければならない．NTTの社員に習ったとおりやってうまくいった．メールが届いたことで日本との連絡ができるようになり，少し救われたような気持ちになった（**表1**）．

　エスビアではテクニカルエイドセンターを中心に障害者スポーツ，地域での総合福祉センター，病院，障害者関係施設をいろいろ見学させてもらい，職員と一緒に日常の仕事を体験することができた．また，休日には毎週のように職員の家に順番に誘ってもらい，家族や近所の人まで呼んでパーティーをしてくれた．ここでは医療以外の理学療法士の仕事についても学ぶことができ，またデンマークの人と日常生活を共にできたことは非常に貴重な体験であった．

PT 理学療法士の目からみたデンマークの福祉

　1998年1～3月までの間，デンマークのリーベ県のテクニカルエイドセンターで研修することができた（**図27，28**）．2カ月間エスビアという小さな田舎町に生活しながらデンマークの医療，福祉の現場をみることができたので，一人の理学療法士の目からみたデンマークの福祉について多少の独断をお許し願い述べてみたい．デンマークは本土の面積が4万3,069 km²（九州の1.18倍），

人口約520万人の小さな国である．デンマークには日本から多くの福祉見学ツアーが訪れ，「デンマークの福祉はすばらしい」ということで，多くの専門家が絶賛しているところである．

いったいデンマークの福祉のどこがすばらしいのだろうか？　日本人はデンマーク型の福祉を本当に望んでいるのだろうか？　また日本が進めていこうとしている家族のマンパワーをあてにした在宅介護はうまくいくのだろうか？

われわれの世界では非常に重要とされている言葉であり，非常に意味のわかりにくい「医療・保健・福祉の連携」「地域リハビリテーション」「バリアフリー」の3つの言葉についてデンマークで少しばかり感じたことを述べてみたい（「石川県理学療法士会ニュース No.59，1999年」より）．

1 医療・保健・福祉の連携

デンマークと日本では社会的・経済的環境が異なるため，比較は難しい面があるが，高齢化・少子化の問題を早くから対策を講じてきた点で学ぶことが多い．福祉に多くのマンパワー，予算，福祉用具を整備している点で日本とはかなりの差がある．所得税約50％，消費税25％をとり，福祉予算を充実させただけのことはあり，現状の日本では福祉に関しては到底太刀打ちできないと思われた．いわゆる福祉に対する「人，金，物」が圧倒的に日本とは違い，特に福祉に関わるマンパワーの多さには驚かされる．

世界でもトップクラスの経済力をもつ日本ではあるが，福祉に関しては貧困である．日本は，医療・保健に関してはどこにも負けない水準にありながら福祉の落差はデンマークと比べ極端である．デンマークでは，日本のように子どもや嫁が親の介護をしなくてもコミューン（市）が共同で障害者や高齢者を介護するシステムを作り上げてきた．当然，今日本で言われているケアマネジメントが発達し，障害者のニーズに合わせて福祉サービスを提供するシステムがつくられている．「住民の面倒は市がみる」ということがはっきりしているので，福祉に関して市の権限が強い．日本は儒教の影響か，家族が介護することが基本となっている．そのための支援とかサービスとか言われているが，これからの子どもは障害をもった親の面倒をみるだろうか．家族をあてにした在宅介護は破綻すると筆者は考えている．介護はそんなに甘いものではない．8時間も外で仕事をして，その後夜も寝ないで介護する．そのようなことはできないため，結局家族の誰かが仕事を辞めざるをえない．在宅介護は，家族の大きな犠牲を前提としている．住み慣れた土地で家族に囲まれて……．そんなきれいごとはデンマークでも実現はできない．

日本では「医療・保健・福祉の連携」という言葉が，この方面の研修ではキー

ワードで何度も出てくるが，デンマークの研修ではこれに匹敵する言葉を聞くことがなかった．デンマークはうまく連携しているので問題がないのだろうと思われるが，日本でこの方面の専門家のいう「医療・保健・福祉の連携」とはいったいどのような形をしたものなのだろうか．

「医療・保健・福祉の連携」とは，それぞれの分野が，それぞれの領域を守り互いに尊重しながら協力し合い住民のサービスにあたるという意味で解釈しているが，今の日本の現状は「医療・保健・福祉の混合」と間違われているように思う．

福祉の貧困を医療・保健の分野に押しつけており，病院が福祉を手伝わされ，保健所が福祉に関与するといった混同が起こっている．本来，市町村が責任をもって行うべき，高齢者・障害者の福祉を医療機関に一部任せることで，これまで済ませてきた傾向がある．

デンマークでは入院期間が短く，すぐに地域（市）へ返すが，退院前に医療機関から市へ連絡が行く．市では患者・障害者のニーズに合わせてケアマネジメントが行われ，その患者の受け入れの準備をする．福祉施設が充実しているので，退院後の行き先に不自由しない．医療費は安くつくかもしれないが，福祉に金がかかるのでトータルすれば，高齢者・障害者の介護に金がかかるのは間違いない．一方で入院期間が短いため，長期間医療的リハビリテーションを必要とする脳血管障害や頸髄損傷などの重度な障害者は，十分に医療的リハビリテーションを受けられないので，回復の可能性がありながらも車いすや電動車いすで暮らしているという問題が生じていると聞いた．

2 地域リハビリテーション

地域リハビリテーションという言葉も，日本のリハビリテーション関係の仕事では，必ず耳にする重要なキーワードであるが，これもまたデンマークの研修中には聞いたことはなかった．地域リハビリテーションは英語では community based rehabilitation ということになるが，意味は「居住地区におけるリハビリテーション」になるので，言葉としては通じるが，あまり使われることはない．

地域リハビリテーションという，わかりにくい言葉をつくったのは日本の専門家ではないのだろうか．日本はこれ以外に，この分野では訪問リハビリテーションとか生活リハビリテーション，在宅リハビリテーションまたは遊びリテーションというような日本独自の用語，共通認識のもちにくい言葉をどんどん作り出し，マニアしかわからない世界を作り出してきたのではないだろうか．

デンマークでは市に必ず理学療法士，作業療法士が雇われており，住民に対

するサービスを市で責任をもって行っている．施設での訓練だけでなく必要であれば自宅へ出向くこともある．しかし，自分の仕事は地域リハビリテーションであるとか，在宅リハビリテーションであるとか，生活リハビリテーションだとか説明されたことはない．

　日本の地域リハビリテーションの専門家のおかげで，いつのまにか地域リハビリテーションという世界ができ，なぜかだいたいは医療機関のセラピストが担うことになっている．ここでも医療と福祉の混合が起こってしまっている．

　わずかしかないセラピストが病院での忙しい医療業務の合間に，住民の福祉を手伝わされている現状があり，地域の福祉関係者もそれが当然と考えているところに大きな問題がありそうだ．入院期間の短縮，医療費の削減という厳しい医療情勢の中で病院が地域の福祉を手伝わされていたら，どんどん潰れていくだろう．現状では，住宅改修の指導，福祉用具の紹介，介護方法の指導まで，医療機関のセラピストがやらないと地域の福祉関係者から「あの病院は地域リハビリテーションをやっていない」と言われる．本来，市町村が責任をもってやらなければならないことを医療が頑張っているおかげで，結果的には地域の福祉の発展を妨げる結果になっていないだろうか．地域リハビリテーションは病院のセラピストに頼んで協力してもらえば市町村でセラピストを雇う必要はないと思われたら恐ろしいことになる．

　デンマークのまねはできないにしても，医療が福祉の手伝いを行うのは限界があり，今後，介護保険が導入されることから市町村単位での福祉のマンパワー獲得が重要と思われる．そして，医療で働く理学療法士は医療に集中すべきである．

3 バリアフリー

　この言葉も最近の日本のキーワードであるが，デンマークでは日常あまり耳にしなかった．それでもバリアフリーの考え方はあるので，その言葉自体は通じる．デンマークはさぞかし建築・道路などのバリアフリーが進んでいるだろうと誰しも考えるが，そんなことはない．確かに，高齢者・障害者のための施設はバリアフリーといえばそうなっているが，それほど騒ぐほどのものではない．日本の最近の建物のバリアフリーのほうが細かいところまで配慮されていて，金もかかっていて立派である．日本でもそうだが，外国から見学者が来ると新しい施設をみせるので北欧はすばらしいということになっているが，デンマークも日本と同じく古い公共の建物のバリアフリー化には取り組んでいる途上だ．

　デンマークは古い建物が多いので改築が難しい．商店街や一般の住宅も内装

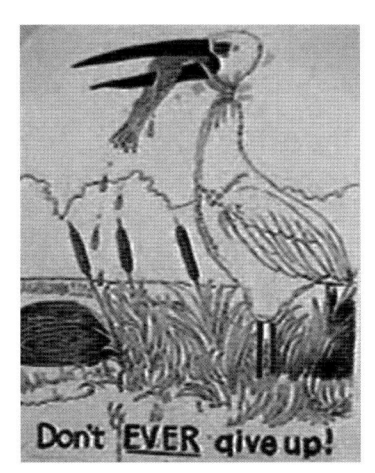

図29　総合福祉センターのスタッフルームに貼られていたポスター

を変える程度で100年以上も経っている建物がざらにあり，石と煉瓦風の建物で段差もあるし，ほとんどが引き戸で，自動ドアも少ない．おそらく10年後も20年後もあまり変わらないだろう．確かに大きな駅にはエレベータがついているが，これも車いすのためというより，自転車を列車に乗せるために昔から必要とされたものだろう．ただし，介護のマンパワーが充実しているので，物理的バリアフリーには日本ほど神経質ではないようである．

　日本の行政は建物や物には金を使うが，人に金を使うのが大嫌いである．道具を使うことで人手を削減したいという考え方だ．やたら公共施設にバリアフリーと唱えて，あまり障害者の用事のないところまで手すりだの点字ブロックだのの取り付けを義務づけし，多くのお金を使い，一方の盲学校や養護学校など障害者が一番利用する学校の体育館は雨漏りするようなぼろぼろの建物でもがまんさせておく．障害者が必要なところに必要なものがあるということが大事なように思う．

　福祉の専門家でもない筆者のような田舎者の理学療法士が，ちょっとデンマークへ行ったくらいで何がわかるかとお叱りを受けるのを承知で生意気なことを言わせてもらった．これまで理学療法士や作業療法士に対して，地域リハビリテーションの専門家といわれる先生が教えてきたことは本当に正しかったのだろうか．いや，ひょっとしたらより日本のほうが先進的なことをやってきたのかもしれない．「地域リハビリテーション」という言葉が今後も生き続けるなら，外国にも説明できるような「日本の地域リハビリテーション」の姿を作り上げていかなければならない．デンマーク人は他の人の領域の仕事をしない．セクト主義かもしれないが，他の職域を犯すことは人の仕事を取り上げることになる．連携というのは混合ではない．

最後にやはり福祉は，「物ではなく人」が必要であることが，デンマークでの研修で強く印象に残ったことを強調したい．建物や福祉機器は道具にすぎない．大切なのはそれを使う人の教育と力である（図29）．

石川県理学療法士会会長に就任

2001年4月より社団法人石川県理学療法士会の会長になった．職場では出世しないが，理学療法士での世界ではとんとん拍子に出世し，望んでいたわけではないがとうとう会長になってしまった．県の職員で，しかも出先機関の一兵卒が社団法人の理事長になるのだから不思議なものである．筆者の職場の主管課である厚生政策課の課長であっても，健康福祉部長であっても，挨拶に行けばお客様扱いで会ってくれる．普通であれば話をすることもない県幹部の方々と顔見知りになるのは会長ならではのことである．その他，医師会の会長，看護協会の会長，薬剤師会の会長や放射線技師会の会長など，いろいろな関係団体の会長と会議や式典，懇親会などで顔を合わせる．また大勢の前で挨拶や演説をしなければならない．このような体験は職場ではできない．また，職場以外でのいろいろな人との付き合いは視野を広げることに役立つ．筆者のようなものであっても，それなりにだんだんと会長らしくなっていくものである．やっぱり立場が人を育てるものだ．士会長の役割で大切なのは，外交で会の顔として外へ向かった仕事をしていくことだ．会員の研修や親睦会の世話をするのが士会長の役割ではない．県や市などの自治体，医師会，医療関係団体などの方々に顔と名前を覚えていただかなければならない．すなわち，会の存在をアピールしていく行動が必要である．県知事や県会議員に意見を聞いてもらうには，どうしても政治的な活動も必要になる．このようなことは，なかなか会員には理解してはもらえない．しかも会長はボランティアである．会の活動にはすべて出席し，理事会や関係団体の式典や懇親会などにも出席しなければならないので，自分の時間をかなり会のためにとられてしまう．会の顔として士会長は，あまり短期間で代わってはいけないが，長くやると批判する人が出てくるものだ．就職先がない，給料が安い，休みがとれない，士会の理事がしっかりしていないからだなど，労働組合と勘違いしているような人がいたり，養成校乱立の問題，保険点数のことなど県のレベルではどうにもならないことまで，なんでもかんでも不満は批判の材料になる．批判する場合のエチケットとしては提案もするべきものだが，そのような人たちは自分からは何もしない人が多い．よほど情熱の高い人でない限り士会長のモチベーションを持続させる

のは難しいことだ．筆者の場合は4期8年間会長を務めたところで退任させていただいた．

筆者が会長の任期中に理学療法士の養成校が石川県内に3校開設され，理学療法士不足の時代から過剰の時代へと変化し始めた．筆者がニュースやメールマガジンで若い会員たちに対して送ったメッセージを第3章に記す．

徒手理学療法からモーターコントロール系のアプローチへ

県士会長になって最初の年，石川県の学術研修会に福井勉氏（現文京学院大学）をお招きした．そのころ，福井氏の「整形外科理学療法の理論と技術」を読み，「力学的平衡理論」として書かれていた内容をみてこれはおもしろいと思った．福井氏の論文をいくつか読んだが，この人はこれまでの日本の理学療法に新しい風を起こすと感じ，ぜひ石川県にお招きし講演してほしいとお願いし，快く引き受けてもらった．小松空港に学術部長だった片田圭一氏（現石川県立中央病院）と迎えに行った．これが福井氏とのはじめての出会いであった．思っていたよりもおもしろい人で，はじめて会ったとは思えないくらい話が弾み車の中で盛り上がった．その日飲みに行き，ついつい飲み過ぎてしまった．翌日講演会で筆者は聞く気満々で最前列に陣どっていたが，二日酔いで真っ青な顔をしており，講演の途中で何回もトイレに吐きに行くという失態をやってしまった．講演に呼んでおきながら失礼なことをしてしまった．この福井氏との出会いが，その後の理学療法の考え方に大きな影響を与えてくれた．

それまでボバース法や徒手理学療法など，理学療法士のハンドパワーによる他動的な必殺技にあこがれていた．モーターコントロールやマッスルインバランス（muscle imbalance）など自動的な運動療法・運動学習の考え方が，これからは必要であることを感じた．

その時，福井氏は古武道の話やモダンバレーなど，いろいろなことを応用して運動療法についておもしろく話をした．そしてリーベンソン（アメリカ）の「脊柱（体軸）のリハビリテーション」というDVDを紹介してくれた．このDVDはとても興味深いものであった．このDVDはマッスルインバランスによる筋骨格系の評価と治療を解説したもので，ヤンダアプローチの評価方法や治療方法が詳しく紹介されている．痛みのある部分を治療するのではなく痛みの原因を評価し治療する考え方であり，筆者には非常に興味深い内容であった．ヤンダアプローチを勉強しようと思ったのは，このDVDのおかげである．職場の仲間と勉強会をしていたがどうしても本物を見たいと考えていた．知り合

表2　20世紀の理学療法発展の歴史

第1期	末梢神経損傷と筋骨格障害に対する理学療法 MMT，ROM，筋力強化，代償的機能訓練
第2期	中枢神経障害に対する理学療法 神経発達学的，神経生理学的アプローチ
第3期	関節機能障害に対する理学療法 関節モビライゼーション
第4期	運動系に対する理学療法 運動制御（モーターコントロール） 運動系バランス（モーターシステムバランス）

(Sayrmann SA)

いでサンフランシスコの病院で働いている小倉秀子氏にメールを出し，アメリカではヤンダアプローチの講習会をやっているか聞いてみた．小倉氏は「私の友達にヤンダアプローチのインストラクターがいるので日本で講習会をやりましょう」という話になった．何事も行動してみるものである．小倉氏の尽力でアメリカからフランク氏をお招きし，2007年に日本ではじめてヤンダアプローチの講習会が神奈川県の関東労災病院で行われ，筆者も参加することになった．ヤンダ氏（Vladimir Janda；1923-2002）は，チェコの神経学者でリハビリテーション医である．また，筋骨格系の痛み症候群の専門家として知られている．ヤンダ氏は，脳性麻痺などの中枢神経疾患を治療する中でマッスルインバランスが筋骨格系の疾患にも共通することを見い出した．慢性的な痛みと障害となるマッスルアンバランスの特徴的なパターンと症候群を定義し，特異的な固有感覚治療プログラムを考え出した．ヤンダアプローチは，従来からの筋力テストや関節可動域テストを中心とした評価方法とは異なり，機能障害の原因を観察や動作分析，触診から考察していくクリニカルリーズニングである．それほど難しいテクニックは必要ではなく，臨床に取り入れやすい方法である．これなら人間国宝にならなくてもできる．

また，ヤンダアプローチを発展させていったシャーマン氏の「運動機能障害症候群のマネジメント」の訳本が日本で出版され，MSI（movement impairment syndromes）アプローチとして紹介された．その本の内容は，筆者には非常に衝撃的であった．筋骨格系の機能障害について姿勢アライメントや，運動パターンを治療することにより改善させる考え方についてわかりやすく説明している．それまで筋骨格系の疾患に対して徒手理学療法が主流であると信じていたのだが，アメリカではもう次の段階に移っている．シャーマン氏は，その著書の中でアメリカの理学療法の歴史について表2のように述べている．これをみてわかるように，日本の理学療法の歴史も同じような道を歩んできている．筆者が勉強してきたことも，まさにこの道を歩んできている．昔，日本はアメ

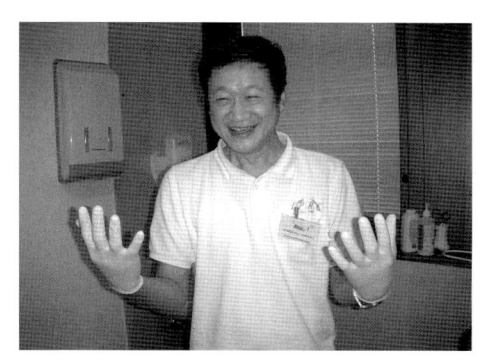

図30　骨盤底筋の触診実習

リカの10年後を追っていたかもしれないが，今では日本とアメリカの差はあまりなくなってきている．日本の理学療法も今第4期に入っている．しかし，学校教育や臨床実習，国家試験はこの流れに追いついているだろうか．

PT 今度は骨盤底筋に対するアプローチだ！

　これは今まであまり語ったことはないのだが，2006年1月にオーストラリアのブリスベン（Brisbane）で行われたインターナショナル・ヘルスケアー・セミナー主催で「Physiotherapy course for pelvic floor function and dysfunction」に参加した．オーストラリアでは泌尿器科の理学療法の第一人者であるサプスフォード先生の講習会であった．

　実は，筆者は直前まで骨盤底筋の理学療法だとは思っていなかった．オーストラリアで「骨盤に対するアプローチ」の講習会があるので参加しないかと福井氏に誘われたので仙腸関節に対する徒手理学療法のコースだと思い込んで申し込んだ．成田空港から夜出発して次の朝ブリスベンに到着した．そのまま講習会場であるメーター病院に行き講習会が開始された．何か様子がおかしい．テキストが配られてからみたら「失禁に対する骨盤底筋の理学療法」の講習会だった．福井氏の顔をみて「だっ，だましたな！」と思ったが，もう後には引けない．最初は骨盤底筋の視診と触診の実技をということになった．恐れていたとおりゴム手袋が配られた（図30）．2人1組で個室の診察室に分かれて左下側臥位で会陰部の骨盤底筋の視診と触診の実技を行う．誰とペアを組むかというと，もちろん男性は男性同士だが，参加者の年齢構成上，筆者と福井氏がペアになる．心の準備もできないままし方なく，まずは筆者がズボンもパンツも脱いでベッドに左下側臥位になって観念した．10数時間飛行機に乗って降

表3 オーストラリアの外来リハビリテーション

　2006年1月3～10日までオーストラリアのブリスベンにあるメーター病院へ「失禁に対する理学療法」のコースを受講しに行ってきました．オーストラリアの医療保険制度は公的保険と民間保険との2本立てだそうで，公的保険は公立病院での治療しか受けられませんが，民間保険では私立病院の治療をカバーしています．民間保険に入れば患者さんは自分の好きな病院を選ぶことができます．
　オーストラリアの理学療法士は開業して自分のクリニックをもつことができ，民間保険が適応になるそうです．オーストラリアは電話帳をみると弁護士事務所の数より理学療法士のクリニックが多いそうで，医師の紹介で患者さんは近くの理学療法クリニックで治療を受けることができます．もちろん訪問リハビリテーションの会社もあります．ある開業クリニックを見学しましたが，フィットネスジムのようなところでした．病院のリハビリテーション室に匹敵する設備があり，患者さんはわざわざ病院へ通う必要はありません．日本の介護保険でいうところの通所リハビリテーションや介護予防などは，オーストラリアでは理学療法の開業クリニックで十分に対応できています．また，自立支援法でいう通所リハビリテーションなどは，わざわざ制度をつくらなくても医師の紹介で病院のリハビリテーションと同じ，またはそれ以上のサービスを受けることができるのです．しかも，患者さんは自分の好きなクリニックを選ぶことができます．介護認定やケアマネジャーの審査などは必要ありません．医療保険にしても介護保険にしてもリハビリテーションを受けるのはお金がかかることは同じです．介護予防や自立支援法のために市町は多大なエネルギーとお金を費やさねばならないでしょう．確かに民間保険に入る負担がありますが，どちらが患者さんのためになるでしょうか．オーストラリアの人は年収300万円ほどあれば生活できるので，自分や家族の生活を犠牲にしてまでお金のために働こうという人は少ないそうです．休日はビーチハウスで家族とのんびり過ごし，何にもしないのが休日だそうで，奥さんは家事もお休み．休日は本当に休息のための日（当たり前なんですが）．日本ではどうでしょう．毎日仕事に追われて，休日はレジャーのために一生懸命走り回る．連休なんかは民族大移動のようにどこも混雑．仕事以上に疲れて，休日は休息ではなく急息だなんて……．私もブリスベン近郊のサンシャインコーストのビーチハウスに招待してもらいました．いわゆるオーストラリア風の休日を体験させてもらいましたが，ぼっーとしていることになれていないせいか，時間がもったいなくてしょうがない．退屈．なんかしてないとかえって落ち着かない．やっぱり日本人にはオーストラリア風の休日は向かないのかもしれません．（石川県リハビリテーションセンターニュースより）

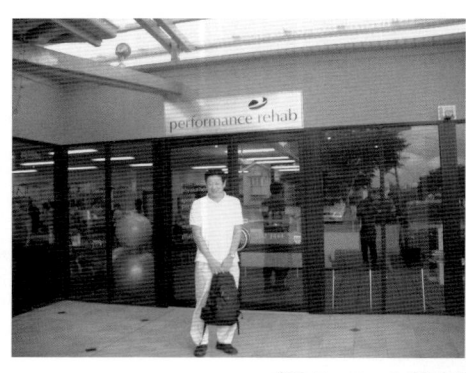

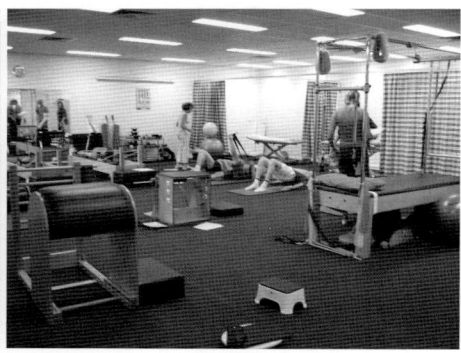

ブリスベンの外来理学療法クリニック

りて，すぐに講習会なのでみられるほうもあまり自分の肛門に自信がない．他の参加者も躊躇している様子．そのうち筆者のベッドの回りに集まってきて，みんなで筆者の骨盤底筋を眺めて，つついたり批評したりになった．情け容赦

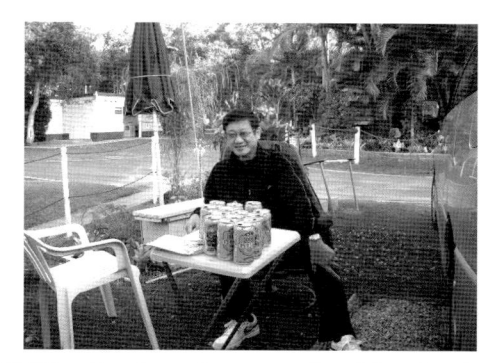

図31　サンシャインコーストのビーチハウス

なくサプスフォード先生も筆者の骨盤底筋をモデルに実技指導している．筆者は自分ではみえないので何をされているかはよくわからないが，とにかく大勢の視線を肛門に感じる．近くで話されると空気の動きを肛門で感じる．オーストラリアでは理学療法評価には内診も含まれるそうだが，今回の講習会ではそこまでは行わないとのことであった．間違って参加したかもしれないが，超音波診断装置を使った腹横筋の評価や骨盤底筋エクササイズの指導方法など，この講習会は日本では受けることができない貴重な講習会であった（表3）．また，インターナショナル・ヘルスケアー・セミナーの特徴は主催者の月森氏がオーナーであるサンシャインコーストのビーチハウスを利用してバーベキューやマリンスポーツを楽しむことができる（図31）．その他，病院見学などもできるのでオーストラリアの理学療法士とも交流することができる．サンシャインコーストはビールを飲みながら何もしないでぼーっとするには，もってこいの場所である．2008年にはクイーンズランド大学のオーレ先生の「Sporting injuries of the lower limb」のコースにも参加した．

講習会講師として

　福井氏に巡り会ったおかげで講習会の講師をする機会を与えられた．2004年にポスチャー研究会で2日間「軟部組織モビライゼーション」の講習会の講師をすることになった．会場は東京のフィジオセンターであった．1994年より日本理学療法士協会の現職者講習会で「腰痛患者に対する教育的アプローチ」を，1999年より同じく現職者講習会で徒手療法の講師をしていたが，講習会の一部を担当していただけであって，一人で2日間も講師をしたことはなかった．福井氏は何を間違ったのか，田舎者の筆者を東京に講師として呼んでくれた．福

井氏の研究会に集まる理学療法士は，意識が高く下手な話はできない．文献を調べ，資料をつくったりスライドをつくったりするのは，非常にたいへんな作業だが，これにより自分のほうが成長させてもらった．講習会は参加者よりも講師のほうが勉強になる．しかもお金をもらって講演をするというのは，かなりのプレッシャーである．参加者を眠らさないためにスライドにはなるべく写真や図を入れて字は少なくした．また，ときどき笑いをとるためにネタを考えた．

　学会や研修会で細かい字が書かれたスライドは絶対に眠たくなる．実技講習会は，講師としてはライブと同じで参加者に満足してもらわなければならない．この講習会は2006年に文京学院大学で「理学療法士臨床ブラッシュアップコース」と名称が変わり現在も続いている．筆者は配付資料にスライドをそのままのものは使わないようにしている．写真や図を入れた配付資料をつくる．これは自分のためにもなる．今では自分のつくった配付資料がかなりの量になってきた．文京学院大学「理学療法士臨床ブラッシュアップコース」の中では配付資料の分厚さに関しては誰にも負けないだろう．

行政の理学療法士

　2006年，石川県リハビリテーションセンターのリハビリテーション医療部門は石川県済生会金沢病院が指定管理者となり委託されることになった．そのため県職員は引き上げることになった．人の人生とはわからないものである．30数年臨床でやってきて，まだまだわからないことばかりで病院で勉強しなければならないこともたくさんあったのだが，医療から離れることになった．筆者はまたしても病院勤務から行政部門へと移ることになり，リハビリテーションセンター指導課長として地域リハビリテーション支援センター，難病相談支援センター，2007年度に開設される高次脳機能障害相談支援センターの事業を担当することになった．

　理学療法士は筆者1人．作業療法士が5人，リハビリテーション工学研究員が1人，保健師が2人，心理職が1人，ほかに事務職員という体制である．結局，理学療法士一人職場に始まり一人職場にまた戻ってしまった．

　この時からまたしても神は筆者に新しい課題をくれたと思った．病院に30年以上勤務し，医療における理学療法ばかり考えてきたが，できれば勘弁してほしいと思っていた地域リハビリテーションを担当する課長になってしまった．医療以外のリハビリテーションに関して事業を実施していかなければならな

い．そこで従来からの高齢者を中心とした地域リハビリテーションから成人の障害者，障害児，知的障害者の学校や施設に出かけていく相談・支援を開始した．待っている相談から出向く相談へと方向転換し，連絡調整のための会議をできるだけ減らした．そこでは，1996年にボバース法の脳性麻痺8週間講習会を受講した経験が役立つことになった．また，徒手理学療法の知識，ヤンダアプローチなどが非常に役立つことに気づいた．

　学校の先生や母親の前で，ある時は施設の職員の前で子どもを評価し，問題点を説明し，今後取り組むことについて説明する．今までの病院で行っていた理学療法とは違い，周りには医療関係の職員は誰もいない．それに知的障害者に対する理学療法というまったく経験したことのない分野に取り組まなければならない．病院の時のようにMMTやROMなどで評価することは難しい．ほとんどの子どもたちは言うことを聞いてくれないし，思うように評価に協力してくれない．油断すると逃げていく．そこでヤンダアプローチを参考にして姿勢アライメントや運動パターンを評価する方法に切り替えると問題点が捉えやすいことに気がついた．例えば，ダウン症候群や知的障害の子どもの多くは，一般に筋緊張が低いといわれているが，すべて緊張が低いわけではなく特徴的なマッスルインバランスがある．例えば，ハムストリングスや腓腹筋など下肢の多関節筋は短縮傾向にある．また，体幹筋は筋緊張が低い．上肢は内転・内旋傾向にあり，相対的に短縮傾向にある．これらにより頭部前方姿勢，胸椎後弯，外転肩（ラウンドショルダー），骨盤後傾，股関節伸展制限，扁平足，外反母趾，槌指などの特徴的な姿勢を示す．障害のある子どもたちに筆者は多くのことを教えられた．リハビリテーションの日数制限などで，病院ではなかなか理学療法を受けられない障害のある子どもたち．今日の医療制度のゆがみが理学療法士の対象者を狭くしている．理学療法士は慢性だとか生活期だとかいわれる障害者に対し，もっとやるべきことがある．理学療法を必要としている対象者が大勢医療から遠ざけられている．知らず知らずのうちにだんだん変形が進行していき，機能低下を起こしていく人たち．高齢者の介護予防は光があたっているが，成人障害者の介護予防も重大な問題であるのにもかかわらず，あまり光があたっていない．

　現在，筆者は30数年前の新卒の時と同様，理学療法士一人職場で，脳性麻痺などの障害のある子どもや知的障害のある子ども，そして成人になったこのような障害のある人たちの変形予防・機能低下予防に取り組んでいる．まだまだわからないことだらけである．理学療法士の修行は終わりがない（図32, 33）．

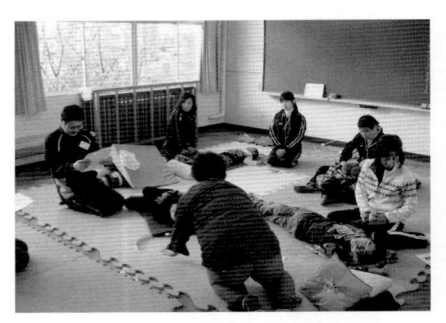

図32　特別支援学校の教師と変形拘縮予防の勉強会

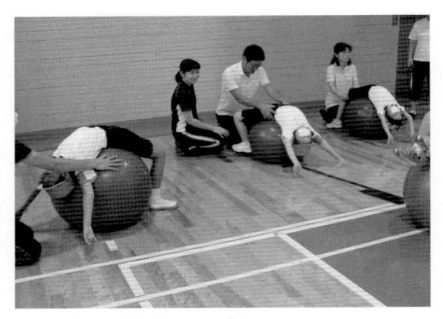

図33　理学療法士による体育の授業（視覚障害特別支援学校）

PT リハビリテーションマインド

　いわゆる行政という立場で働くようになって6年半ほど経った．気がつくと，筆者が以前からできれば堪忍してほしいと思っていた「地域リハビリテーション」の担当になった．約30年間病院で勤務してきたが，まさか行政の仕事，まさか地域リハビリテーションを語ろうとは思ってもいなかった．

　「地域リハビリテーション」というのは難しい表現をする人もいるが，地域の介護保険関係施設や障害者関係施設の現場で働いている人たちは，別に自分たちの仕事は「地域リハビリテーション」だなんて誰も思っていないだろう．一部の熱心な理学療法士や作業療法士が特殊な世界があるかのように論じていた時代があったが，介護保険や障害者自立支援法など社会の情勢が変わって「地域リハビリテーション」という言葉自体がいつの間にかあまり意味をなさなくなってきたようだ．それだけ制度的に浸透してきたのかもしれない．筆者は石川県地域リハビリテーション支援センターの仕事として，前述したが知的障害者の施設や生活介護施設，特別支援学校や特別支援学級に出向くようになった．

　そこには病院ではみることがなかったような重度な変形，普通なら手術適応になっていたであろう重度な関節症，姿勢の異常，いろいろな機能障害に出会う．医学的リハビリテーションから見放されているような人たちや，医療と介護の狭間にいる障害のある人たちが多くいる．例えば，病院へ行っても診療報酬の日数制限のため断られてしまう若い脳性麻痺の人，リハビリテーションの適応がないといわれる知的障害の人など，しかし学校や施設にはリハビリテーションの専門職はいない．病院では，単純な骨折でも軽い片麻痺でも3単位とか9単位とか昔では考えられないような手厚い時間を割いてもらえるのに，重度な障害者でもわずか半年で医療保険でのリハビリテーションはできなくな

る．昔ならば，20代の脳性麻痺の青年などは療育園や医療関係の施設へ通えた人である．筆者は30年前の学生時代の実習で，今目の前にいる人たちと同じような障害の人たちを病院や施設で治療していた．かつてはいつでもリハビリテーション医療を受けることができた人たちが，今は変形の進行や機能低下に不安を感じながら，親も施設職員もリハビリテーションを受けたい，受けさせたいという言葉すらも言えなくなっている．リハビリテーション医療は進歩し，理学療法士もとてつもなく増えたが，この医療と福祉の落差はなんだろうか．利益追求の原理を医療に求めるとこうなる．病院だけに働いている理学療法士にはわかるまい，なんて思ってしまうほど別世界．考えてみれば30年前，筆者が石川県の病院に勤務した時は病院も同じようなものだったかもしれない．660床の病院に理学療法士がはじめて一人入った．1日の患者は80人．付き添いさんや看護学生，または看護師にリハビリテーションを指導し，走り回る毎日．みんな一生懸命．患者さんは単位など関係なく，午前午後と時間さえあれば，いつもリハビリテーション室やその周りの廊下にいた．歩く練習をする者，手すりで立ち座りをする者，階段を上ったり下りたりしている者，車いすをこぐ練習をする者．リハビリテーション室はいつも人であふれていた．リハビリテーション室のベッドやマットで寝て待っている人はほとんどいなかった．寝ている人は重度で自分では動けない人である．夜遅くまで廊下を歩く練習をする患者さん．夜眠れないと廊下で立つ練習をする患者さん．今なら「転ぶと危ないですから理学療法士がいない時はやめてください」とか言われるのだろうか．昔のほうが今の回復期リハビリテーション病棟よりも1日の患者さんの動きは多かったかもしれない．

　なんだ筆者は，また30年前と同じことをやっているんだと気がつかされる．病院はもちろん，地域リハビリテーションだろうがスポーツセンターだろうが，理学療法士のすることは当たり前のことであるのが理学療法である．今も昔も変わりがない．病院はいつの間にか修理工場みたいになった．クリティカルパスの導入で工程が決められ，いつも単位や在院日数に追われている．「早く，早く」と言われているような，毎日が患者も職員もみえないものに追いかけられているようだ．そう思うと，病院勤務の理学療法士も辛いものがある．

　障害者福祉施設，ここには理学療法士，作業療法士はいないけれど，病院のリハビリテーションが忘れてしまったゆっくりとした時間とリハビリテーションマインドがある．介護保険関係施設もそうであったように，何年後にはこの分野にも理学療法士，作業療法士が入っていくことになるだろう．

　最後に石川県リハビリテーションセンターの初代所長であった故山田浩先生が職員に対して教えてくれた医療人の心構え10箇条を引用したい．治療者が心

にとめておきたい大切なことであり，石川県リハビリテーションセンターのスタッフルームの掲示板に貼ってあるものである．

医療人の心得10箇条

1. 知識・技術は未熟でも患者に親切にすることは誰でも，いつでもできる．
2. 知識・技術をたくさんもっているからといって人生や人間について豊富な知識があることを意味するものではない．よく話を聞いて患者や他の人から学びなさい．
3. 患者を治療するにあたって，あなたの性格はあらゆる薬や治療法と同じくらい重要である．
4. 治療するにあたっては，言葉と態度が大切で，これに問題があるとトラブルの元になる．言葉の重要性を認識し賢明な使い方ができるようになりなさい．
5. 親切にすることが医療にあたって最大の補助になる．患者を好きになる必要はないが，好きになれば役立つことが多い．
6. 医療にあたっては演技も重要である．相手，場合によって言葉・態度を変更すること．相性の悪い患者もいるが，ときにお世辞を使えば味方にすることができる．
7. 患者は常に自分のことに100％関心をもってほしいと願っている．他のことをしながら患者の話を聞いてはならない．患者が話している最中にその場を離れてはならない．
8. 患者は病気の治療に来るとともに安心を求めに来る．病院は安心を売る商売である．患者から希望を取り去ってはなりません．
9. 患者と接する場合には暗い顔をしてはいけません．あなたが一生懸命治療している間は患者は決して暗くはなりません．
10. 前に座っている人があなたの肉親だったらどうするかということをいつも頭において治療しなさい．

（石川県リハビリテーション 初代所長 山田先生の訓示より）

第3章

磨揉遷革

私の伝えたいこと

磨揉遷革：教え諭して，人をよい方向に導くこと

「磨」は善をみがく，「揉」は欠点を正し直す意，「遷」は善にうつる，本来のよい状態に改めること．

おやじ理学療法士の言いたい放題

PT このごろの若い者は……その①

　「このごろの若い者は……」という年配者の小言は若い人に嫌われる．しかし，筆者自身も若い時は年配者によく「このごろの若い者は……」と言われた．その時は年配者と価値観が違うのだと思っていたが，そう言われながら年配者の意見を聞かされ成長してきたのだろう．若いうちは社会性も身についていないし，世間知らずで経験も少ない．結局は言われないと気がつかないので，叱ってくれる人がいることは成長には欠かせない存在である．しかし，これが職場となると難しい．小言を言って嫌われたい人はいない．実習生には言えるが部下には言えない．「常識がない，行儀，礼儀がなっていない……」，年配者の小言は今も変わっていない．

　理学療法士は圧倒的に若い人が多く，年配者が非常に少ない特殊な職種である．職場の責任者といっても経験が少なく，しかもなんの権限もない上司の言うことは迫力がない．若い職員も上司を上司と思っているかどうかは疑問で，同僚か友達感覚で接する．そんな環境で今現場では若い理学療法士たちが野放し状態である．この間，某学校の実習指導者会議後の飲み会に参加した．おじさん，おばさん理学療法士の話を聞くと「このごろの若い者は……」の小言が出てくること出てくること．新人や若手の理学療法士の教育は，おじさん，おばさん理学療法士の悩みの種のようだ．

　最近，筆者は臨床から離れ現場をみていないのでわからないことも多いかもしれないが，今の理学療法士は優秀な人も多くなったが，あまり勉強をしない人も増えた．一口に理学療法士といっても格差があり，資格が必ずしも質を保証するものではない．昔は一人職場，少数職場が多く，理学療法の認知度が低い時代でもあったので，みんなにいわゆるハングリー精神があったのだろう．周囲に認めてもらいたいという気持ちが強く，実力以上に背伸びをしていた．また，どこの病院も理学療法士が少なく患者さんに時間をかけることができなかった．しかし，一人ひとりの理学療法士は多くの症例を経験することができ，

「習うより慣れろ」であった．今は昔のように個別治療と集団治療，または複雑・簡単という診療報酬区分はなくなり，すべて個別治療が単位制で行われるようになった．反面，理学療法士が患者をみる人数が制限され時間も制約をうける結果になった．回復期リハビリテーション病棟では1日6〜7名の患者を治療するが，これでは一人の理学療法士が体験できる症例数が稼げない．また，患者サービス向上が叫ばれ「至れり尽くせり」になってきた．他動的な治療が多く，マッサージ治療院みたいになってしまった．理学療法室では，患者さんはみんなベッドで寝て理学療法士の来るのを待っている．「私の番まだですか……」．理学療法士もまたマッサージみたいなことをやる人が増えてきた．しかも「患者様」などと言うようにもなった．帰りには「ありがとうございました」なんて言う理学療法士もいるとか……．病院は「お大事に」でしょう．重りや道具をその患者様に持って行く．患者様の助手のように働く．いつから理学療法室はメイドカフェみたいになったんだ．筆者は患者様という言葉は日本語としておかしいと思っている．「者」の後に「様」をつけるのはどのような意味があるのだろうか．それなら高齢者様とか障害者様とか交通事故被害者様とか徹底して使われるべきであろう．「様」をつけたからといって丁寧とは限らない．算盤をはじいている人の発想である．お金を払う人だから「様」をつけるというなら「お客様」のほうがましではないだろうか．

　理学療法は，他動的な治療が中心になってはいけない．今の単位制の弊害で20分だの40分だのが，理学療法士が与える治療になってしまい，それだけでは患者さんの1日の歩行などの活動量が確保できない．

　理学療法士の与える治療が終わると，患者さんは病室に帰ってベッド上で寝て次の番を待っている．これでは運動量が圧倒的に足りない．退院して社会に戻るのであれば，ある程度の距離を休みなしで歩ける持久力がいるし，スピードも必要であろう．また，8時間以上活動し続ける体力もいるだろう．そして，自分のことを自分でやる気持ちがいる．理学療法士は，患者さんの治療者であり指導するコーチでもある．厳しいコーチが，ときには必要だ．とかく他動的な治療を好む患者さんに体力，筋力，持久力，自立心を向上してもらわないといけない．「患者様」などと言っていては，コーチは務まらない．体育の先生やテニスの先生は，「肘を伸ばせ」「腰はこうだ」「足の出し方はこうやれ」などと指導し，「選手様」なんて言わない．そして「お前はプラトー（plateau）だから練習してもむだだ」とも絶対言わない．「よっしゃ来い，しごいてやる」と言って，いつでも練習に付き合ってくれる．理学療法士も運動療法の専門家なら，それくらいの迫力が必要だろう．20分とか，何点とか，いつも算盤をはじいているような理学療法士というのは，人生経験豊富な患者さんにすぐに見破

られるものである．

このごろの若い者は……その②

　理学療法士協会は，毎年毎年会員が増加する．会費収入は伸びるが，支出もまた増える．会員増加に伴い毎年会費未納者が増加する．この会費納入の催促というのは，担当者にとっては非常にいやな役割で，できればやりたくない仕事だ．会費未納者は，このことをまったく気にはしていないだろう．世の中だんだん自己中心的な人が増えてきて，昔では考えられないようなことが起こる．毎日毎日殺人事件，親殺し，子殺し，何かというと訴訟，クレーム，年金の掛け金を払わない人，または給食費を払わない親，事情はさまざまなのだろうが，権利の主張や人の非難はするけれど義務を怠っていても気にならない人が増えてきたのだろう．理学療法士協会も会員が増えるとそんな人も増える．最近は講習会に申し込んでもドタキャンする人が出てきて関係者を驚かせている．まだキャンセルの連絡をしてくれる人はましなほうで，こちらから連絡しないとほったらかしという人も出てくる始末．また，すぐに「メリットは？」と聞くのが最近の風潮なのか．他人のために無償で働くことを「徳を積む」とか言うのだが，今の世の中「徳を積んだら何かメリットはあるのか？」とか聞かれそうだ．

　このごろの若い者は，昔ほど後輩の面倒をみなくなったように思う．少子化の影響だろうか．長男長女の時代でいくつになっても「○○をしてもらう，○○を教えてもらう」が当然になってしまい，下の者に「○○をしてあげる，○○を教えてあげる」立場になりたがらない人が増えた．また，責任をもつ立場になりたがらない人も増えた．「率先して○○をする」ことがなく「言われなければする必要がない」と考える人が多いようだ．大勢の前での自己主張は苦手だが，フィードバックと称して実習生には延々と自己主張する人がいる．講習会などでも大勢の前では質問しないが，講演が終わってからぞろぞろ個人的に質問に来る人も多い．

　また，このごろの若い者は酒を飲む人が少なくなった．車社会のためか昔のように職場の仲間と夜遅くまで2軒3軒とハシゴして飲み歩く人はあまりいなくなった．酒の文化が必ずしも良い訳ではないだろうが，良くも悪くも本音で話し合うには昔は必要と考えられていた．コミュニケーションの取り方が変わってきたのか，なんでもメールで，なかには退職届をメールで送りつけてきた者もいるとか．年配者は酒でコミュニケーションがとれると信じているから

若い人に「どうした？　悩みごとがあるなら今日帰りに飲みに行こうか？」と誘うが，必ずしも喜ばれない．若い人にはそれが苦痛だったりする．今の若者は気に入った仲間と飲みに行くのは苦にならないが，人の付き合いで飲みに行くのは苦痛なのだ．人に合わせるのがめんどうくさいのだろう．こうなってしまうと人付き合いを選んで，自分の好きな付き合いに偏り，嫌な付き合いをしなくなる．それにより人に合わせることを学ぶ機会が減ってしまう．筆者は苦手な相手または目上の人には気を遣って，しかも金を払って酒を飲む経験が非常に役だった．確かにお金と時間を使って人に気を遣うのはメリットがないと思うだろう．しかし，この鍛錬は非常に理学療法士の成長のためには有効である．理学療法士は年配の患者さん，場合によっては気の合わない患者さんにも接しなければならない．筆者が若い時にはあまり夜娯楽もなかったし，先輩におごってもらうのが楽しみで，どこでもほいほいついて行ったものだ．人に合わせることも生活の知恵であった．今の若者は，それほどそんなふうにあまり鍛えられていない．気に入った人以外とは接しない．これでは社会でのコミュニケーション能力や人間性が育たない．

　若者の教育，しつけはいつも問題になる．家庭での教育，学校での教育，職場での教育，社会での教育，その時その時に必要なことだが，上司は自分の前の段階のせいにする．親が悪い，学校が悪い，前の職場での教育が悪い，以前の上司が悪い．他人事のように批判する実習指導者や上司．そこには自分は悪くない，関係ないという思いがある．今，目の前の部下をどう教育するかに目を向け責任をもつべきだろう．

　職場には嫌われ役が必要だ．みんな仲良く，良い上司に恵まれてという職場は，そうはないだろう．年配者は若い人たちに煙たがられることで存在価値がある．

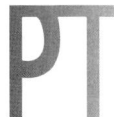

MRSA 評価からの脱却

　われわれ理学療法士は，毎日痛みを有する患者さんに接している．実際に手で触れ，患者さんの訴えを聞き，また比較的長い時間，きわめて近い距離で患者さんに応対する．患者さんのプライバシーエリアにかなり長時間入る職種である．病気のこと，家族のこと，悩みごと，経済状態に至るまでなんでも話をする．毎日毎日これが仕事なので，たいていの理学療法士は患者さんとの応対がうまくなってくるものである．理学療法士は治療手技だけでなく，患者さんと心を通わせることで信頼関係をつくる方法を経験的に身につける．筆者はこ

れまで患者さんとともに悩み，苦しみ，喜び，患者さんの疾患を治療するだけでなく内面から支えることができる医師や，先輩理学療法士を多くみてきた．

近年，理学療法士の加速度的な増加や医療を取り巻く環境の変化により，患者さんのためか経営的な都合なのかわからないが，交代制や役割分担が取り入れられるようになった．患者さんの担当制を廃止し，待ち時間解消のため，先着順，日替わりで患者さんの治療を担当するところもあるらしい．入院期間の短縮，クリニカルパス，マニュアル化など，ともすれば病院が修理工場のようになってしまう．合理化の一方で，理学療法士は訓練マシーン，物理療法マシーンのようになってしまい，患者さんとの関係が希薄になりつつあることが危惧される．

筆者が理学療法士になったのは1970年代後半である．そのころ，理学療法の対象者は脳卒中による片麻痺，脊髄損傷，脳性麻痺，切断，リウマチなどの患者で，いわゆる障害をもった人に対して代償的な機能を向上させることにより社会へ復帰させるという考え方が中心であったように思う．「痛みは克服するもの」「リハビリはつらく，苦しいもの」というのが一般的なイメージであった．理学療法士もそのように教育されていた．今思えばずいぶん乱暴な時代だったように思う．理学療法室はたいてい病院の隅っこか地下の暗いところにあった．なかに入ると患者のうめき声，また，木でできた義足や革でできた装具，ロープなどの器具が雑然と置いてあり，黒か茶色のベッド，薄汚れた車いす，水治療室のなんともいやな臭い，まさに中世の拷問部屋を思わせるようなたたずまいであった．

最近では，理学療法士も増加し対象疾患も拡大した．従来では手が回らなかった脊椎や骨関節疾患，悪性腫瘍など，機能障害だけではなく痛みを主訴とする患者さんの治療も行うようになってきた．医療自体も痛みや苦痛をできるだけ与えない治療を提供できるように進歩してきた．理学療法室も設備が充実し病院の中での位置づけも非常に変わってきた．

一方，理学療法士の教育はこの半世紀の急速な変化に対応して変化してきただろうか．半世紀前と変わらぬ徒手筋力検査（MMT：manual muscle test），関節可動域（ROM：range of motion）テスト，感覚テスト（sensory test），日常生活動作（ADL：activities of daily living）テストを主体とした評価方法．筆者は，頭文字をとってこれらをMRSA評価と呼んでいる．そこから導き出されるのは，筋力強化，ROM運動，ADL練習を主体とした伝統的な，障害のある人に対する，いわゆる機能訓練とかつて呼んでいた治療である．30～40年前の理学療法士がタイムマシンに乗って現れても，現代の理学療法室で普通に仕事ができるかもしれない．痛みを主要問題とする患者さんに対しては伝統的

MRSA評価では対応できない．しかし，学校での教育や臨床実習ではこのMRSA評価が長年しみついており，どんな疾患がきても，MMTやROMテストの評価用紙を埋めないと理学療法士は気持ちが落ち着かない．もちろんMMT，ROMテストは非常に重要ではあるが，どうしても評価のための評価を行うことがルーチンなこととして定着してしまうようである．ただし，優先順位の低い評価のために患者さんに苦痛を与えないよう配慮しなければならない．痛みをもつ患者さんの治療に際しては，伝統的なMRSA評価から臨床的推論（クリニカルリーズニング）の方向へ考え方を変えていく必要がある．

　理学療法士の力量は，知識×技術×人間性＋経験だと考えている．いくら知識・技術が優れていても人間性が劣っていれば，良い理学療法士とはいえない．またこの世界は経験が非常に大切であり，臨床経験だけでなく社会人としていろいろな経験をすることは理学療法士の幅を広くする．職場に夜遅くまで残って研究や勉強をすることで必ずしも良い理学療法士になるとは限らない．できれば師匠は職場の外に求めるべきである．アンテナは外に向けることが大切で，職場の内側にこもると視野狭窄を起こす危険がある．職場では同僚の考え方はだいたいわかっているので，どうしても先輩の考え方に意見がまとまってしまうものである．職場で議論しても考え方が煮詰まっているので，いつも同じ結論に落ち着いてしまう．もしくは声の大きな人に引っ張られていくものである．このようなことを繰り返していると，その集団の進歩が止まってしまう．そしていったん視野狭窄に陥ると，自分では気がつかなくなり修正が難しくなるものである．昔は一人職場，少数職場がほとんどで，医師や他の職場の仲間が勉強相手であった．そして，何よりも患者さんがいろいろ教えてくれた．理学療法士としての成長と同時に一社会人としての成長も心がけなくてはいけない．自分や家族が病気やけがをした時に「どんな理学療法士にみてもらいたいか」をイメージできれば，自分をそれに近づけるよう努力することで良い方向に成長できると思う．

職場の規律

　理学療法士の養成校がここ10年間で急増し，当然ながら理学療法士の数も毎年増加している．10数年前は，病院の理学療法部門はどこも数名の職場であり，多くの患者さんを抱え，てんてこ舞いの状況であった．とにかく毎日患者さんの治療に追われ，休暇をとるにも同僚に負担がかかるために気が引けたものである．そんな意味では長い間恵まれた労働環境にはなかった．サラリーマ

ンであったが一人事業者みたいに上司も部下もなく，個人個人で仕事や自分のスケジュールをコントロールしなければならなかった．

　ここ数年の間に理学療法士が10名以上の職場は珍しいことではなくなった．職員の大半が20代という驚異的な状況である．多くの理学療法士は職場管理ということにあまり経験を積んでこなかったし，またその方法についても学ぶ機会がないまま毎年若い職員が増える状況にある．これから中堅の理学療法士は，この職場管理に悩まされるだろう．筆者は病院を離れ，いわゆる行政で働く身となったが，今いる世界からみると，病院のリハビリテーション部門は職場管理という点でかなり未熟である．一般の会社で働いた経験がある人なら病院のリハビリテーション部門は特殊な世界のような気がするかもしれない．職員教育がしっかりできているところと，そうでないところの差がこれからの病院の生き残り競争ではっきりと表れてくるだろう．新人職員は職場の上司や先輩の影響を受ける．社会人としての役割・責任を教えることも職場では大切である．

　「人が立場をつくるのでなく，立場が人をつくる」．職場が大きくなれば役職をつくるべきである．「主任」とか「係長」とかなんでもいい．給料は同じでも職名がつくと自覚ができ，それらしくなるものである．上の者が部下を指導できるのは4～5人くらいではないだろうか．上司は部下に責任を任せていかないと，なかなか部下は成長しない．若い人は指示待ち人間が多く，上司の指示がないと動かない．一方，責任をもたせると力を発揮する優秀な人も多い．上司の役割は部下を成長させること．「忍耐」ではなく「任耐」である．「任せて耐えること（見守りという名のほったらかしではない）」．しかし，理学療法士や作業療法士は上司や部下の認識が低い職種のようである．1年目の新人が上司を「○○さん」と呼んでも許されるところである．友達感覚で過ごしやすい職場かもしれないが，理学療法士の職場以外にそんな会社はあるだろうか．新人看護師は病棟師長を「さん」づけで呼べるだろうか．そうかといって，うちわで「○○先生」と呼ぶのは違和感がある．「○○科長」「○○主任」と職名をつけるのが一般的であろう．筆者も含めて多くの古い理学療法士は若い人を大勢抱える職場を経験したことがない．常に少人数で頑張ってきた世代である．一般企業では常識となっている職場の規律や上下関係，命令系統のようなものが未熟なまま数だけが膨張してきている．他の職種からみたらどう映るだろうか．対外的イメージは大切である．このままであれば，他の職種からも未熟な部署とみられるかもしれない．自分たちの部門は，組織内でどのような位置にあるだろうか，発言力はあるだろうか．自分たちの部署から院内の役付が出ているだろうか．理学療法士の職場内の地位向上なくして，社会での地位向上は

ない．逆にこの職員教育がしっかりできるところは周りから何か違うという評価を受け，統制のとれた，質の高い治療を提供できる職場として急成長できるチャンスがあるかもしれない．統制のとれた職場というのは，外からみても頼もしく，また気持ちがいいものである．患者さんの治療を受ける態度も，患者さんの層も変わってくる．サロン化することはないだろう．病院という世界にこもっていると視野狭窄に陥りやすい．そんな時はいろいろな職種の人と交流をもつことがよい．異業種交流はわれわれのもっている常識を変えてくれる．これから生き残り競争になる病院にとって，一般企業から学ぶことは多いと思う．

PT インベーション

　ニコール・キッドマン，ダニエル・クレイグ主演の映画で『インベーション（2007年）』というのを観た．宇宙から来たウイルスに感染すると，まったく別人のようになる．どんどん感染者が増える．バンパイアみたいで，いったん感染したら仲間を増やすために人を襲う．感染者同士は妙な連帯感があり「こっちの水は甘いぞ〜」と言うようにおいでおいでと誘ってくる．ニコール・キッドマンは子どもを救い出すために自らも感染しながらも血清をつくるために頑張るのだ．感染して眠ると発症するという妙な病気で，ニコール・キッドマンは眠気と戦い子どもを救う．アメリカ映画らしく最後は助かるべき人が助かる．最初からこいつは助かるな，こいつは死ぬな，というのがだいたいわかるのがアメリカ映画で，安心してドキドキできる．なんのためにこんな映画をつくったのかよくわからない作品であったが，バンパイアとかゾンビとか好きな人は観たらよい．

　理学療法士も卒業後は情熱があり，理想も高く就職するのであるが，だいたい5年ほどすると，以下のインベーション（侵略）にやられる．
　①ブランド病：有名な病院や施設に就職すると自分も有名だと思いこむ．
　②若年寄病：10年も経験がないのに理学療法なんてこんなもんと悟りきってしまう．
　③学会講習会酔い：学会発表したり，海外の講習会などに参加すると自分の実力があると勘違いする．
　④ADL訓練病：どんなにいろいろ評価をしても，やることはROM訓練や立ち上がり訓練や歩行訓練になる．
　⑤大学院熱：癒しと変化を求めて，確固たる目標もなくとりあえず大学院に

進学し仕事を辞めてしまう．

症状は自分の職場に引きこもり，限られた人としか交流しない．研修会にも外部の懇親会にも参加しない．自分の価値観に捉われ他を受け入れない．実習生には情熱的に自分の考えを主張する(強きから逃れ弱きをくじく)．これは同一職場内に感染し，やはり感染者同士は妙な連帯感がある．

ちなみに筆者も過去に①～④まで感染した．効果のある血清は，「非感染者との交流」のようだ．そして良い指導者に恵まれることが大切である．常に情熱を持ち続けて勉強し続けるということは甘いことではない．それでは燃え尽きてしまう．長年理学療法士をやり続けるには，ときにはマンネリも悪くない．しかし，自分自身が変化しなくなると退化してしまう．たまには止まってもよいが，やはり進化への気持ちを捨て去ってはいけない．

進化論で有名なダーウィンはこう言ったそうである．「この世に生き残る生物は，最も力の強いものか，そうではない．最も頭の良いものか，そうではない．それは，変化に対応できる生き物だ」．

PT 臨床実習がいじめになっていませんか？

石川県理学療法士会の臨床実習指導に対する会員意識調査では，経験10年以上の理学療法士の中で「臨床実習を受け入れるべき」と考えている理学療法士が13％，「臨床実習は理学療法士の義務である」と考えている人が21％であった．とても驚くべき結果であった．臨床実習に関心のないスーパーバイザーに指導されている学生が沢山いるということになる．臨床実習に関心がないとしたら，理学療法士は何に関心があるのか？　治療業務が忙しいのかもしれない．若い人なら自分のことで一生懸命で学生のことまで気が回らないのかもしれない．10年以上の理学療法士であれば，これまた職場管理のことで学生にまで気が回らないのかもしれない．しかし，忙しいから他のことから逃れようとすると職場全体が鎖国状態になる．実習生はある意味貿易みたいなものである．あまり異動のない理学療法士の職場において他の病院の雰囲気，考え方，エピソードなどを外から持ち込んでくれる．また，学生は自分たちの職場を他の病院と比較して評価してくれる．それに耳を傾けることは視野狭窄を予防する手段になる．

筆者が理学療法士になった約30年前と比べれば担当患者数は減少し，余裕ができたかと思うが，実際はそんなことはないようだ．理学療法士は相変わらず夜遅くまで病院に残り仕事をしなければならない．

「忙しいを言い訳にするな！」．これはかつて石川県立中央病院勤務の時代に怖い某ドクターによく言われた言葉である．筆者はそう教えてくれた先生に感謝している．「忙しい」という言葉は，このラーメンは「うまい」とか「まずい」とかいうような個人の感覚であり，他人と比較することはできない．したがって，忙しさを評価することは難しい．本当に忙しい人は睡眠時間を削るものである．周りにそんな人がいるか？「みのもんた」みたいな人？

「実習生だ！」と思い当たる人は実習生の指導を考え直してもらいたい．もし，睡眠時間がないほど時間的余裕がなくなれば，仕事も勉強も効率的にはできない．ましてやそんな状態で患者さんの治療をさせるのは危険である．また，本人の健康も害する．

筆者も20代は学生指導に情熱があり，自分の知っていること，経験したことを全部教えたいと思った．そして，学生に過剰な期待をしたものである．30代になり子どもができると親の気持ちがわかるようになり，あまり無理な期待をしなくなったが，それでも自分の考え方を押しつけた．40代になり自分の視野の狭さを知り，また自分の記銘力低下を実感し，学生の勉強したことをみせてもらって自らの認知症予防に役立てようと思った．50代になり自分の子どもと同じような年齢の学生が来るようになると，「早く帰って両親を安心させてやりなさい」と言うようになった．スーパーバイザーも，その時その時一生懸命なものである．それが道を外れないよう見守ってやるのが職場の上司の役割であろう．

筆者の長年の反省から，以下に臨床実習における5つの禁止事項をあげたい．

【実習生の人権と健康を守るための5箇条のご誓文】
　①病院での長時間の拘束は拉致に等しい．
　②何日間も睡眠時間がないほどレポートに時間を費やさせるのはいじめに等しい．
　③指導者の気に入るまでレポートを書き直させるのは暴力に等しい．
　④フィードバックと称して長時間，一方的に問答を繰り返すのは尋問に等しい．
　⑤学生に英文抄読をさせて，さらに時間を奪うことは拷問に等しい．

PT　人が立場をつくるのではなく，立場が人をつくる

人は小さい時から集団の中でいろいろな役割を経験する．小学生の時の生き

第3章 磨揉遷革──私の伝えたいこと

もの係，学級委員，部活のキャプテン，そのような経験の中から集団の統括の仕方，自分でできないことを人に頼むことなど，人を動かすことを学んでいく．社会に出てからは，宴会の幹事，組合の役員，勤務先での役職，町内会の役員，子ども会の世話役など，生きている限りなんらかの役割がついてくる．

　人の上に立って何かの事業を行うというのは，誰しもできればやりたくないことだが，これは筋トレと同じで人間を大きくするには負荷が必要である．大きな仕事を引き受けることはリスクがあり，また大きなエネルギーがいる．しかし，達成した後には自分に筋力がついたことが自覚できるものだ．今度同じような仕事をする時は，そんなにエネルギーが必要でなくなる．人のために時間を割いて何かメリットがあるのかという人もいるが，自分のための修行として非常に貴重な負荷なのである．そのような経験をした人，しなかった人．その違いは年齢がいった時に明らかな差として，その人の人脈・人格・風貌などに現れる．「苦労は買ってでもしろ」というのはそのような意味に違いない．「過負荷の原則」である．大会長や委員長など「長」のついたものに，最初からその職にむいた人がいるわけではない．「長」のついた仕事をしているうちに，それらしくなっていくものだ．学生さんについつい感情的に「あなたは理学療法士にむいていない」と言う人がいるが，筆者自身も自分が理学療法士にむいているのかどうかわからない．理学療法士という職業が自分を理学療法士らしくしていくし，また他人もそうみるようになるだけのことではないだろうか．

　人が立場をつくるのではなく，立場が人をつくってくれる．部下に何か責任をもって仕事をする立場を与えるのが上司の力量である．若い人を育てていくためには職場の中に閉じ込めてはいけない．世の中に出て人の世話をする役割をもつことである．必ず自分の治療にも役立つものだ．しかも職場以外の多くの人脈という財産がついてくるボーナス付きで．職場の中の仕事だけで手一杯で，他のことはやらないでいると気がつかぬまに廃用症候群に陥ってしまい，それ以上の負荷に耐えられない人間になってしまう．いわゆる器の小さな人間になる．「師匠は職場の外にあり」．みなさんも若いうちからトレーニングしないでほおっておくと，たいへんなことになりますよ．

あとがき

　この本の執筆にあたり自分の理学療法士としての30数年の足跡を振り返る機会に恵まれた．いかに多くの人にお世話になり助けられてきたかということを，改めて感じることができた．また，人との出会いが自分の運命を変えることになるということを実感した．自分の生き方を変える人との出会いは，その時は自覚できないが振り返ると偶然としか思えないような出来事が仕組まれていることがわかる．1日違っていたら出会わなかった，1秒違っていたら死んでいたなど，神の力としか思えないような出来事である．これらはすべて偶然の積み重ねなのだろうか？「人は生かされている」というが，何かの力が働いてその人その人の役割を果たすべくために導かれているのだろうか？「生きることの意味」「生かされていることの意味」を知ろうと思えば，哲学や宗教などの道に入らねばならないだろう．まだまだ筆者は修行が足りないので，この意味を知ることができない．

　人生というのは地図のない山登りのようなものである．ゴールは全員100％「天上界」であるが，その過程は誰一人同じではない．ある時は仲間と登り，ある時は一人で登る．苦しんでいる時には誰かが荷物を持ってくれることもある．道に迷うと偶然呼んでくれる人がいる．いろいろな人とすれ違うが，声をかけなければ何も起こらない．声をかけると道を教えてくれることがある．頂上に行くに従い仲間が減ってくる．最後は一人になるに違いない．

　筆者はもうだいぶ頂上に近づいてきている．これから登ってくる若い人達のために山登りの先輩として伝えなければならないことは，「思いは叶うことになっている」ということだ．「こうなりたいというイメージを明確にもって，あきらめずに行動すれば自然とそうなる」という法則が人間にはあるということである．この場合，大切なことは思うだけではだめで，行動することが必要である．行動することで同じ思いをもった人が現れる確率が上がる．そして，また次の行動につながる．ある志向性に行動の連鎖が起こっていくのである．筆者が50年以上かけてわかったことなので間違いはない!!

　最後にこの本の企画に誘っていただいた文京学院大学の福井勉氏，三輪書店の青山智氏と濱田亮宏氏，そして長年私のわがままを聞いてくれた古女房に感謝したい．

　　2012年8月吉日

　　　　　　　　　　　　　　　　　　　　　　　　　　　　　　　　　　　荒木　茂

著者略歴

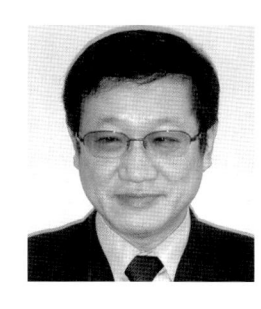

荒木　茂（あらき　しげる）

1954 年 9 月	富山県生まれ
1975 年 4 月	国立療養所近畿中央病院附属リハビリテーション学院理学療法学科入学
1978 年 3 月	同校卒業
1978 年 4 月	神奈川リハビリテーションセンター 七沢老人リハビリテーション病院
1979 年 10 月	石川県立中央病院
1989 年 4 月	小松市民病院
1993 年 4 月	石川県衛生総務課（リハビリセンター開設準備室）
1994 年 10 月	石川県リハビリテーションセンター指導課主査
2001 年 3 月	放送大学教養学部生活と福祉専攻卒業
2012 年 4 月	石川県リハビリテーションセンター次長
2012 年 4 月	公益法人日本理学療法士協会理事
	現在に至る

理学療法士列伝―EBMの確立に向けて
荒木 茂　マッスルインバランスの考え方による
　　　　　腰痛症の評価と治療

発　行　2012 年 9 月 10 日　第 1 版第 1 刷
　　　　2013 年 7 月 1 日　第 1 版第 2 刷Ⓒ
著　者　荒木　茂
発行者　青山　智
発行所　株式会社 三輪書店
　　　　〒113-0033 東京都文京区本郷 6-17-9　本郷綱ビル
　　　　☎ 03-3816-7796　FAX 03-3816-7756
　　　　http://www.miwapubl.com
印刷所　三報社印刷 株式会社

本書の内容の無断複写・複製・転載は，著作権・出版権の侵害となることがありますので，ご注意ください．

ISBN 978-4-89590-418-6　C 3047

JCOPY ＜(社)出版者著作権管理機構　委託出版物＞
本書の無断複写は著作権法上での例外を除き禁じられています．複写される場合は，そのつど事前に，(社)出版者著作権管理機構（電話 03-3513-6969, FAX 03-3513-6979, e-mail: info@jcopy.or.jp）の許諾を得てください．

■ からだを張って伝えたいことがある！

理学療法士列伝 山田英司
EBMの確立に向けて
変形性膝関節症に対する保存的治療戦略

新刊

山田 英司（徳島文理大学保健福祉学部理学療法学科）

　第一線で活躍する理学療法士が、貴重な経験や紆余曲折の人生を惜しみなく語る、理学療法士列伝シリーズの第1弾。ひとりの理学療法士として、どう学び、何を考え、どこを目指すのか。過去、現在、未来と3章立てで伝える。

　第1章（現在）では、山田がライフワークとして研究し、得意とする変形性膝関節症に対する治療戦略について、最新の見解を含め詳述する。第2章（過去）では、理学療法士として生きるきっかけ、苦楽を共にした仲間との出会い、臨床での挫折や失敗、医療人としての心得を与えてくれた先輩・恩師との出会いなどについて、第3章（未来）では、今後必要とされる理学療法についての筆者の考え、熱い思いを語る。学生として、若手理学療法士として、筆者が何を体験し、悩み、そして乗り越えてきたのか。どのような出会いが、理学療法士としての筆者を育て、形づくってきたのか。その人生をもとに語られる「理学療法」は、多くの壁にぶつかって悩み、迷い、苦しんでいる若手理学療法士を奮い立たせ、未来へ向かって進む力を与えてくれるだろう。初めての壁を前にして立ちすくんでいる初学者に、その壁を越える手段として、またさらに一段上を目指すきっかけとして、この希有な書を薦める。

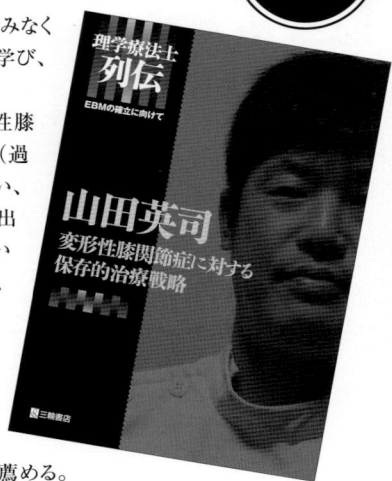

■ 主な内容 ■

第1章　衣鉢相伝 ― 私の治療戦略
変形性膝関節治療に対する保存的治療戦略
- はじめに
- 膝OAとは
- 膝OAの病期分類
- なぜ，膝OAは痛いのか
- 外部膝関節内反モーメント
- 膝OAの歩行と床反力
- 正常なKAMの制御メカニズム
- 膝OA初期接地の特徴
- 評価と治療の流れ
- 評価と治療の実際
- おわりに

第2章　臥薪嘗胆 ― 私の歩み
現在に至るまで
- 学生時代
- 臨床実習前と実習後
- 臨床実習と理学療法士の質
- 測定・評価・技術の前に
- 最新機器がみせる医学
- 広島から石川，果てしなく続く見習い修業
- 石川県立中央病院時代
- たかが勉強，されど勉強
- 医療人とは
- はじめての学会発表
- 実習生の存在
- 2年目の小さな壁
- 臨床研究から理学療法科学へ
- よき先輩，よき指導者
- 香川医科大学附属病院時代
- はじめて教壇に立つ
- 研究が導く新しい仲間
- 大学院，そして世界へ
- 未知の国，オーストラリア！？
- 暗中模索の治療戦略
- さらば香川医科大学附属病院
- 新型ウイルス「若年寄症候群」とは？
- 新天地での誓い

第3章　磨揉遷革 ― 私の伝えたいこと
今，思うこと
- 臨床実習について
- 急性期理学療法について
- 理学療法と臨床研究について

● 定価2,940円（本体2,800円+税5%）B5　頁90　2012年　ISBN 978-4-89590-405-6

お求めの三輪書店の出版物が小売書店にない場合は，その書店にご注文ください．お急ぎの場合は直接小社へ．

〒113-0033
東京都文京区本郷6-17-9 本郷綱ビル

三輪書店

編集 03-3816-7796　FAX 03-3816-7756
販売 03-6801-8357　FAX 03-3816-8762
ホームページ：http://www.miwapubl.com

■ 悩まず、容易に、だれでも作れる、インソール作製マニュアル誕生

簡単！効率的につくれる 新型インソール
運動連鎖アプローチが姿勢・歩行を快適にする

新刊

編集　安倍 浩之

　インソールとは、スポーツの世界や靴業界で使用されてきた言葉であり、医学の分野では足底板や足底挿板という言葉が用いられ、治療的な意味合いが強い。その効用は、足の汗を吸収したり、足裏を刺激して疲れを取ることなどが一般的であるが、近年では足の操作を通じてヒトの動作を効率的に遂行できる「動的な姿勢制御」を行うツールとしても注目されている。

　本書は、容易には作製できないとされてきたインソールを、熱可塑性という新しい素材を用いることで、今までの概念を覆し、簡単に、効率的に作製することを可能にした技術書である。この熱可塑性インソールは、医学的観点でヒトの運動・構造を捉えているため、適応範囲も歩行の快適性および運動パフォーマンスの向上のみならず、治療目的から障害予防といった場面でも活用できる優れものである。

　歩行に悩めるすべての人に希望を与える期待のツールとして、ヒトの身体調整に関わる様々な職種の方に一読を勧める必携書である。

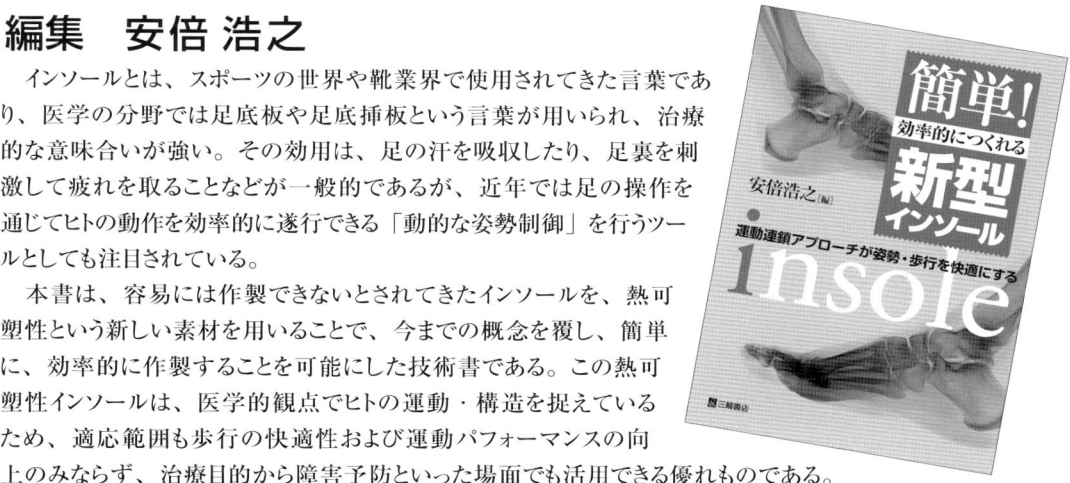

■ 主な内容 ■

第Ⅰ章　インソールとは
　インソールの定義と歴史
　インソールの種類
　インソールの役割と効果
　インソールの問題点
　熱可塑性インソールとは

第Ⅱ章　インソールに必要な解剖学・運動学の基礎知識
　下肢の骨
　足部アーチ
　運動連鎖
　歩行

第Ⅲ章　熱可塑性インソール作成のための評価
　評価
　評価の実際

第Ⅳ章　熱可塑性インソール作製のための技術
　筆者らが用いる成型方法とは
　熱可塑性インソールの製作方法
　　─①成型方法
　熱可塑性インソールの製作方法
　　─②アドオンソール（支持材）の研磨
　熱可塑性インソールの製作方法
　　─③フィッティング
　モニタリング

第Ⅴ章　トレーニング
　筋ストレッチング
　関節モビライゼーション
　筋トレーニング
　バランストレーニング
　ノルディックウォーキング

● 定価 2,940円（本体2,800円＋税5％）　B5　頁110　2012年　ISBN 978-4-89590-401-8

お求めの三輪書店の出版物が小売書店にない場合は、その書店にご注文ください。お急ぎの場合は直接小社へ。

〒113-0033
東京都文京区本郷6-17-9 本郷綱ビル

三輪書店

編集 ☎03-3816-7796　FAX 03-3816-7756
販売 ☎03-6801-8357　FAX 03-3816-8762
ホームページ：http://www.miwapubl.com

■ EBM確立に向けた技術から始まる、臨床家88人の熱き挑戦！

ブラッシュアップ理学療法
88の知が生み出す臨床技術

新刊

編集　福井　勉（文京学院大学）

　理学療法にEBMが重要であることは、今さら改めて言うまでもないだろう。しかし、理学療法の技術特異性とこれまでの歴史から、参考となる研究が多いとはいえないことも事実である。その中で、先行研究を発想の起点と考えることには限界がある。理学療法の臨床はアイデアの宝庫であり、経験から導き生み出されるその技術・知識は、非常に優れたものが多いが、先のEBMという障害のため、まだまだ世間に公表されていないものが存在する。

　そこで本書は、眠っているダイヤの原石（技術）に焦点をあて、全国各地で活躍している臨床家に「自身が考え発想した独自性のある臨床技術のみ」を、現在の最新知見をもとに述べてもらった。ここにはEBMはまだないが、脳天から尾骶骨までを突き抜けるような衝撃と、未来を明るくする治療のヒントが詰まっている。ここで紹介した技術は、今後検証を重ね、確立したものへと昇華していくだろう。

　現場で暗中模索しながら悩み苦しんでいる新人から、治療の行き詰まりを感じている上級の臨床家まで役立つ、他に類を見ない書である。ぜひ一読を勧める。

■ 主な内容 ■

頭部・頸部
・髪型による頭位変化と体幹に与える影響
・頭部前方位姿勢・動作の修正
・不良姿勢を自己正中化する方法
・舌骨を指標とした理学療法の展開
など

上　肢
・肩こりを楽にする
・肩関節周囲炎に対する手からのアプローチ
・肩関節障害にみられる
　頭頸部の代償パターンを微調整する
・肩関節・肩峰下インピンジメント症候群を改善させる
など

体　幹
・体幹の回旋を改善させる方法
・胸郭の屈曲分節を改善させる
・上半身の姿勢偏位の評価と修正
・胸郭から下肢の運動連鎖を誘発する
など

下　肢
・スポーツ障害に対する
　骨盤回旋・側方偏位のコントロール
・トレンデレンブルグ徴候を陰性化する
・体幹安定で下肢の分離運動を行う
・骨盤と大腿部の分離運動を促す
など

動作のコントロール
・二関節筋の特性を生かしたトレーニング
・立ち上がり時の重心前方移動を可能にする
・床反力変化の順序性に着目したエクササイズ
・ヒトの動き方－個性に合わせた動作戦略の提案
など

● 定価6,090円（本体5,800円+税5％）　B5　頁400　2012年　ISBN 978-4-89590-415-5

お求めの三輪書店の出版物が小売書店にない場合は，その書店にご注文ください．お急ぎの場合は直接小社へ．

〒113-0033
東京都文京区本郷6-17-9 本郷綱ビル

三輪書店

編集☎03-3816-7796　FAX 03-3816-7756
販売☎03-6801-8357　FAX 03-3816-8762
ホームページ：http://www.miwapubl.com